Een bedrieglijke bijbal

Een bedrieglijke bijbal

en 22 andere klinische lessen uit Huisarts & Wetenschap

Onder redactie van
G.A. van Essen

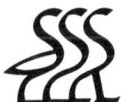

Bohn Stafleu van Loghum
Houten 2007

© Bohn Stafleu van Loghum, 2007

Alle rechten voorbehouden. Niets uit deze uitgave mag worden verveelvoudigd, opgeslagen in een geautomatiseerd gegevensbestand, of openbaar gemaakt, in enige vorm of op enige wijze, hetzij elektronisch, mechanisch, door fotokopieën of opnamen, hetzij op enige andere manier, zonder voorafgaande schriftelijke toestemming van de uitgever.

Voor zover het maken van kopieën uit deze uitgave is toegestaan op grond van artikel 16b Auteurswet 1912 j° het Besluit van 20 juni 1974, Stb. 351, zoals gewijzigd bij het Besluit van 23 augustus 1985, Stb. 471 en artikel 17 Auteurswet 1912, dient men de daarvoor wettelijk verschuldigde vergoedingen te voldoen aan de Stichting Reprorecht (Postbus 3051, 2130 KB Hoofddorp). Voor het overnemen van (een) gedeelte(n) uit deze uitgave in bloemlezingen, readers en andere compilatiewerken (artikel 16 Auteurswet 1912) dient men zich tot de uitgever te wenden.

Samensteller(s) en uitgever zijn zich volledig bewust van hun taak een betrouwbare uitgave te verzorgen. Niettemin kunnen zij geen aansprakelijkheid aanvaarden voor drukfouten en andere onjuistheden die eventueel in deze uitgave voorkomen.

ISBN 978 90 313 51565
NUR 870

Ontwerp omslag: Fredrik Helfrich, Deventer
Ontwerp binnenwerk: TEFF Typography
Automatische opmaak: Pre Press, Zeist

Bohn Stafleu van Loghum
Het Spoor 2
Postbus 246
3990 GA Houten

www.bsl.nl

Inhoud

Voorwoord	VII
Over de redactie	IX
Mijn man kan niets meer onthouden…	**1**
Inleiding	1
Transient global amnesia	3
Diagnostiek	4
Behandeling	4
Beschouwing	5
Conclusie	5
Literatuur	5
Tussen allergieangst en corticosteroïdvrees	**7**
Inleiding	7
Methodologie	8
De rol van allergie bij constitutioneel eczeem	8
De effecten en bijwerkingen van corticosteroïden	9
Bespreking	10
Literatuur	11
Eigen foto's: een wegwerpcamera bij chronische lage rugpijn	**13**
Inleiding	13
Chronische lage rugpijn	14
Een wegwerpcamera: de patiënt op de foto	15
Eigen foto's in de zorg	15
Conclusie	16
Literatuur	16
'Dokter, ik heb het niet zo op pillen'	**17**
Inleiding	17

Methodologie	18
Het effect van topische NSAID's op pijnvermindering	19
Effect op de begeleidende symptomen	20
De bijwerkingen van topische NSAID's	20
Bespreking	22
Literatuur	23
Een leerling met een zweertje in de mond	**25**
Inleiding	25
Een eeuw later	28
Beschouwing	30
Literatuur	31
Once in a life time: de ziekte van Cushing	**33**
Betty	34
Na de opname	39
Conclusies	39
Literatuur	40
Valkuilen bij overleg over euthanasie	**43**
Inleiding	43
Beschouwing	50
Literatuur	52
Een pessarium, alleen voor overdag	**55**
Inleiding	55
Bespreking	57
Indicaties voor pessariumgebruik overdag	58
Voorwaarden voor gebruik	58
Meten en passen	59
Literatuur	60
Een angstig meisje met stemmen in haar hoofd	**63**
Bespreking	68
Literatuur	71
Is elke excessief huilende zuigeling een huilbaby?	**73**
Inleiding	73
Bespreking I	75
Bespreking II	77
Bespreking III	80
Epiloog	80
Literatuur	80

Tuberculose in de huisartspraktijk 83
Inleiding 83
Besmetting 87
Onderzoek bij asielzoekers 88
Klachten 88
Diagnostiek 89
Behandeling 90
Conclusie 90
Literatuur 91

Wie zijn neus schendt... 93
Inleiding 93
Het varicellazostervirus: komen en gaan 95
Oogafwijkingen door het varicellazostervirus 95
Wanneer is het oog aangedaan? 96
Wat te doen? 96
Altijd een wakend oog 97
Conclusie 97
Literatuur 97

Vitamine-D-deficiëntie, niet alleen bij migrantenvrouwen 99
Vormen en bronnen van vitamine D 100
Vitamine-D-deficiëntie 101
Migrantenvrouwen 101
Prevalentie 101
Diagnostiek 102
Therapie 102
Preventie 103
Conclusie 103
Literatuur 103

De nazaat van een kleurrijke horzel 105
Inleiding 105
Bespreking 106
Conclusie 108
Literatuur 109

Een bedrieglijke bijbal 111
Inleiding 111
Beschouwing 112
Conclusie 114
Literatuur 114

Fibromyalgie, een gevoelig puntje	**115**
Inleiding	115
Classificatie en prevalentie	116
Pathofysiologie	117
Diagnostiek en differentiële diagnose	118
Behandeling	120
Prognose	121
Conclusie	121
Literatuur	122
Libidoverlies bij gebruik van de pil	**125**
Inleiding	125
Bijwerkingen van de pil	126
Effecten van de pilhormonen op libido	129
Libido en welbevinden	130
Conclusie	130
Literatuur	131
Perniones	**133**
Inleiding	133
Het klinische beeld van perniones	135
De behandeling van perniones	137
Literatuur	138
Een onschuldige atheroomcyste	**139**
Inleiding	139
Beschouwing	140
Conclusie	142
Literatuur	143
De ziekte van Weil, een rariteit maar toch relevant	**145**
Inleiding	145
Bespreking	148
Epidemiologie in Nederland	148
Serotypen en risicogroepen	149
Klinisch beeld	150
Conclusie	151
Literatuur	151
Bovenbuikklachten in de loop van de zwangerschap: HELLP voor de huisarts	**153**
Inleiding	153
Bespreking	155
Conclusie	158
Literatuur	158

De saturatiemeter in de huisartsenpraktijk   **159**
Inleiding   159
Beschouwing   162
Literatuur   164

De vele gezichten van het colorectaal carcinoom   **167**
Inleiding   167
Wat voegt een anamnese toe?   170
Wat voegt het lichamelijk onderzoek toe?   171
Wat voegt laboratoriumonderzoek toe?   172
Conclusie   172
Literatuur   173

Over de auteurs   **175**

Register   **179**

Voorwoord

Het leeuwendeel van de kennis die op het spreekuur of aan het ziekbed wordt gebruikt berust noodzakelijkerwijs op observationeel onderzoek.* In de hiërarchie van wetenschappelijk onderzoek staat de gerandomiseerde gecontroleerde trial (RCT) meestal bovenaan. RCT's kunnen kleine therapeutische effecten kwantificeren. Innovatie begint echter meestal met een casuïstische mededeling.

Vrijwel alle klinische lessen in deze bundel zijn zulke casuïstische mededelingen. Vaak over aandoeningen met een lage prevalentie, waarover nooit een NHG-Standaard zal verschijnen. Soms over een diagnostisch instrument, een aparte therapie of nauwelijks gebruikte farmacotherapie die in individuele gevallen heel goed werkzaam bleek.

De klinische lessen in deze selectie uit de afgelopen tien jaargangen *Huisarts & Wetenschap* hebben steeds een huisarts (in opleiding) als eerste auteur. Niet verwonderlijk, want de huisarts wordt vaak als eerste geconfronteerd met een bijzonder geval. En die huisarts kan ook het best de lessen trekken die leerzaam zijn voor zijn collega's. Elk hoofdstuk uit deze bundel is een feest om te lezen.

De traditie van de klinische les bestaat nog niet zo lang in *Huisarts & Wetenschap*. In 1998 besloot het bestuur van het Nederlands Huisartsen Genootschap op voorstel van de redactie van *H&W* om een jaarlijkse Casuïstiekprijs in te stellen voor de beste klinische les in die jaargang. De redactie ontwierp een cursus 'Schrijven van klinische lessen' en veel deelnemers aan die cursus hebben een bijdrage geleverd. Niet elk jaar kon de NHG-Casuïstiekprijs worden uitgereikt, maar alle prijswinnaars tot 2007 zijn opgenomen in deze bundel.

In de boekenreeks Huisarts & Wetenschap verschenen eerder de bundels *Palliatieve zorg* en *Kwalitatief onderzoek*. Deze bundel klinische lessen vormt de feestelijke afronding van de vijftigste jaargang van *H&W*.

Ted van Essen,
interim-hoofdredacteur *Huisarts & Wetenschap*

* Vandenbroucke JP. Niveaus van bewijskracht schieten tekort. Ned Tijdschr Geneeskd 2006;150:2485.

Over de redactie

Ted van Essen is werkzaam als huisarts in Amersfoort en daarnaast verbonden als wetenschappelijk onderzoeker aan het Julius Centrum voor Gezondheidswetenschappen en Eerstelijnsgeneeskunde in Utrecht. Hij was voorzitter van het Nederlands Huisartsen Genootschap van 2000 tot 2004 en hoofdredacteur ad interim van *Huisarts en Wetenschap* van november 2006 tot 1 januari 2008.

Mijn man kan niets meer onthouden...

Transient global amnesia

A.T.M. de Vries

Eerder verschenen in Huisarts Wet 2000;43(6):276-8.

Samenvatting

- Het ziektebeeld 'transient global amnesia' (TGA) wordt gekenmerkt door voorbijgaand geheugenverlies bij gezonde mensen. Het is een benigne aandoening. De diagnose is, als men het beeld herkent, gemakkelijk te stellen, met name op basis van de anamnese; aanvullend onderzoek is niet nodig. De behandeling bestaat uit uitleg, waarbij controle van het voorbijgaande karakter van het beeld noodzakelijk is en een geruststellende werking heeft.

Inleiding

Klachten over het geheugen komen veel voor in de huisartspraktijk: oudere – en soms jongere – patiënten maken zich zorgen over toenemende vergeetachtigheid en vragen zich af of het hier om een eerste teken van dementie gaat. Meestal is er dan geen sprake van een acute hulpvraag; de huisarts die met dergelijke klachten wordt geconfronteerd, kan de patiënt een aantal malen zien en kan intussen overleggen met collega's of zijn boeken raadplegen. Er bestaan echter ook situaties waarin een normaal geheugen plotseling niet meer functioneert; dit wordt door de patiënt en zijn omgeving als zeer bedreigend ervaren, en een dergelijke gebeurtenis wordt dan ook als spoedgeval gepresenteerd. Binnen het tijdsbestek van één jaar maakte ik deze situatie tweemaal mee, en werd ik geconfronteerd met een beeld dat ik in de voorafgaande twintig jaar nog nooit had gezien.

Casus 1

In oktober 1998 word ik geroepen bij een 67-jarige gepensioneerde man, die niet vaak het spreekuur bezoekt. Hij is punctueel van karakter en heeft episodisch astmatische klachten. Zijn echtgenote vertelt dat haar man sinds enkele uren niets meer kan onthouden. Hij is normaal wakker geworden en opgestaan en heeft deelgenomen aan het ochtendritueel van ontbijt en krant. Daarna is hij zich gaan douchen en aankleden. Toen hij om ongeveer half elf de kamer binnenkwam, merkte zijn vrouw dat er iets niet klopte: hij bleef steeds vragen hoe laat hij was opgestaan en waarom zijn naam niet in een – geleend – boek stond. Ook wilde hij steeds opnieuw weten waarom bepaalde stapeltjes boeken en kranten lagen zoals ze lagen. Ondanks afdoende antwoorden bleef hij steeds maar dezelfde vragen stellen.
Als ik hem bezoek, rond 3 uur 's middags, is zijn geheugen langzaam weer aan het terugkeren. Hij beschrijft de gebeurtenis zelf als een black-out. Tijdens de amnesieperiode, die ongeveer vier uur heeft geduurd, was hij normaal georiënteerd in persoon en tijd, kon hij normaal zijn koffie drinken en reageerde hij adequaat op vragen van zijn vrouw.
Achteraf – enkele dagen en meer dan een half jaar later – is er een volledige amnesie voor de desbetreffende uren. Het geheugen is weer normaal.

Casus 2

In juli 1999 belt mij een erg verontrust klinkende echtgenoot met de vraag of ik meteen wil komen. Toen hij, na een halfuurtje weggeweest te zijn, om 12 uur 's ochtends thuiskwam, wist zijn vrouw (57) niets meer. Toen hij wegging, was er niets aan de hand, afgezien van hoofdpijn, misselijkheid en diarree, die ze sinds die ochtend had. Zijn vrouw is echter vergeten dat ze die ochtend wakker is geworden met hoofdpijn en overgeven, en ze vraagt steeds maar waarom hun kleindochtertje bij hen logeert. Een bezoek aan familie in de Achterhoek een dag eerder is ze vergeten. Haar man moet zich soms inhouden: hij moet steeds dezelfde antwoorden geven, en raakt daar wat geprikkeld van.
De vrouw is mij bekend met migraine en een verhoogd cholesterolgehalte, maar zij maakt over het algemeen een gezonde indruk. Ik ga er langs en stel vast dat ze ook mij steeds dezelfde vragen blijft stellen; ze is wat in paniek en vraagt: 'Heb ik een black-out gehad?' Ze is bang dat er iets in de hersenen niet goed is en vraagt of er geen scan gemaakt moet worden.
Bij onderzoek blijkt het bewustzijn helder: ze weet wie ze is en heeft geen moeite om haar schoonzuster en mij te herkennen. Het neurologisch onderzoek is normaal; ze kan alle opdrachten uitvoeren inclusief functies als rekenen en schrijven. Tijdens het onderzoek blijft ze echter, ondanks duidelijke antwoorden en verklaringen, haar vragen herhalen. Op mijn verzoek

lopen we even naar de keuken, waar ze me zonder moeite kan aanwijzen waar het zout en de rijst staan.

Om 6 uur 's middags weet ze niet meer dat ik die dag al geweest ben en is ze nog steeds bezorgd: ze is een heel stuk film kwijt. Ze weet wel weer dat ze een dag eerder op familiebezoek is geweest.

Een dag later is ze erg opgelucht: ze kan weer normaal dingen onthouden. Er blijft echter een geheugenverlies voor de periode van 12 tot 5 uur.

Transient global amnesia

Transient global amnesia (TGA) is een specifieke geheugenstoornis, die voorkomt bij personen van middelbare en oudere leeftijd: er is sprake van een plotseling geheugenverlies, met verbijstering daarover, gedurende enkele uren. In een Amerikaans onderzoek bedroeg de incidentie 5,2 per 100.000 patiëntjaren.[1] De amnesie betreft het actuele moment (de inprinting is afwezig) en het recente verleden. Tijdens de aanval is er geen veranderd bewustzijn, de patiënt vertoont geen trekkingen, de motorische en sensibele functies en de visus zijn normaal, en de oriëntatie en identificatie van personen zijn intact.

Ook het gedrag van de patiënt is normaal, uitgezonderd aanhoudende vragen over zijn situatie op dat moment ('Wat doe ik hier?', 'Hoe ben ik hier gekomen?'); hierover bestaan duidelijk angst en bezorgdheid. De patiënt is alert (in tegenstelling tot patiënten tijdens of na een epileptische aanval) en heeft een normaal contact met zijn omgeving. Hij is in staat tot normaal intellectueel functioneren, inclusief de taalfunctie, en tot het uitvoeren van opdrachten.[1] De aanval wordt soms voorafgegaan door lichamelijke activiteit, emotionele belasting of acute pijn, waardoor hemodynamische veranderingen zouden kunnen ontstaan.[2]

Zodra de aanval voorbij is, bestaat er weer een normale inprinting. De amnesie over de periode vóór de aanval – de retrograde amnesie – is variabel van duur en wordt meestal korter naarmate de aanval langer voorbij is. Het recidief percentage varieert van 12 tot 23 procent.[1,3,4]

Aan een retrospectief beschrijvend onderzoek bij 25 patiënten met TGA, variërend in leeftijd van 27 tot 77 jaar, ontleen ik de volgende gegevens. De lengte van de aanval bedroeg 1 tot 11,5 uur. De meerderheid van de aanvallen (19) deed zich voor in de ochtend, tien keer was er sprake van (niet nader gespecificeerde) voorafgaande, uitlokkende factoren. Bij geen van de patiënten kwam TGA in de familie voor. In een minderheid van de gevallen werden afwijkingen vastgesteld met hersen-CT, MRI, EEG of SPECT (single photon emission computerised tomografy, een onderzoek waarmee de bloeddoorstroming van de hersenen wordt gemeten). Bij de laatste twee typen onderzoek werden met name afwijkingen vastgesteld in het linker temporale gebied.[3]

Ten slotte wordt in een overzichtsartikel de hypothese geformuleerd dat TGA een hemodynamische TIA van het vertebrobasillarissysteem zou zijn, waardoor een voorbijgaande functiestoornis van de temporaalkwabben ontstaat. Er bestaat mogelijk verband met de ontstaanswijze van migraine ('spreading the pression'-theorie).[2]

Diagnostiek

De diagnose is, als men het beeld herkent, gemakkelijk te stellen, met name op basis van de anamnese; hierbij is geen aanvullend onderzoek nodig.[5]

Differentieeldiagnostisch kan gedacht worden aan een TIA, een migraineaura, of temporal lobe epilepsie. In die richtingen is ook onderzoek gedaan: in twee prospectieve onderzoeken werden respectievelijk 114 en 64 patiënten met TGA vergeleken met een TIA-groep (n = 212 resp. 64) en een groep gezonde proefpersonen (n = 109 resp. 108).[6,7] De uitkomsten waren als volgt:

- In de TGA-groep werd geen verband gevonden met enige cardiovasculaire risicofactor, dit in tegenstelling tot in de TIA- groep.
- In de TGA-groep deed zich geen TIA, CVA, of myocardinfarct voor; de levensprognose was aanmerkelijk beter dan die van de TIA-patiënten.
- In de TGA-groep kwam meer migraine voor.
- In beide onderzoeken was er een kleine minderheid in de TGA-groep (4,5 en 7%) die – meestal binnen een jaar – epilepsie ontwikkelde.

Behandeling

Er is geen indicatie tot medicamenteuze of profylactische behandeling.[8] Controles zijn wel zinvol, maar hebben alleen tot doel om samen met de patiënt vast te stellen dat herstel is opgetreden. Er is geen reden voor periodieke controle achteraf.

Vervolg casus

Voor beide patiënten, en zeker niet minder voor hun partners, betekende het stellen van de diagnose in combinatie met een begrijpelijke uitleg een grote geruststelling. Met name werd benadrukt dat het probleem van voorbijgaande aard is, en dat ik dat zou controleren. Bovendien overtuigde ik de betrokkenen ervan dat er geen sprake was van een 'beslag', zoals een CVA hier wordt genoemd.

Tijdens de controlevisites bij de tweede patiënt bleek het geheugen zich als voorspeld te herstellen, waardoor de angst en bezorgdheid afnamen (en het vertrouwen in de dokter toenam).

Beschouwing

Achteraf is opvallend dat ik de diagnose transient global amnesia zo gemakkelijk paraat had, hoewel ik de term alleen van papier kende en het beeld in twintig jaar praktijk niet eerder was tegengekomen. De voornaamste verklaring is wellicht gelegen in de combinatie van acuut geheugenverlies bij iemand die niet bekend was met geheugenproblemen, en de afwezigheid van neurologische afwijkingen bij onderzoek. De eerste patiënt zag ik in het stadium waarin zijn geheugen weer begon te functioneren, waardoor het voorbijgaande karakter van de aandoening duidelijk werd. De tweede patiënt zag ik in het acute stadium; in dit geval was de diagnose natuurlijk gemakkelijker, temeer doordat ik mijn kennis inmiddels had opgefrist.[8,9]

Ook mijn ervaring als huisarts met de beelden TIA, epileptisch insult en postictale fase zal een rol hebben gespeeld – een fenomeen dat destijds is onderzocht door Hofstra et al.[10]

Conclusie

TGA is een benigne aandoening. De diagnose is, als men het beeld herkent, gemakkelijk te stellen, met name op basis van de anamnese; aanvullend onderzoek is niet nodig. De behandeling bestaat uit uitleg, waarbij controle van het voorbijgaande karakter van het beeld noodzakelijk is en een geruststellende werking heeft.

Literatuur

1. Adams RD, Victor M, Roppen AH. Principles of neurology. 6th edition. New York: McGraw Hill, 1997: 429-30.
2. Frederiks JA. Transient global amnesia. Clin Neurol Neurosurg 1993;95:265-83.
3. Pai MC, Yang SS. Transient global amnesia. A retrospective study of 25 patients. Chung Hua I Hsueh Tsa Chih (Taipei) 1999;62:140-5.
4. Gandolfo C, Caponnetto C, Conti M, et al. Prognosis of transient global amnesia. A longterm follow up study. Eur Neu rol 1992;32:52-7.
5. Gijn J van. Wat doe ik hier? Voorbijgaand geheugenverlies. Ned Tijdschr Geneeskd 1992;136:2105-7.
6. Hodges JR, Warlow CP. The aetiology of transient global amnesia. A case-control study of 114 cases with prospective follow up. Brain 1990;113(Pt 3):639-57.
7. Zorzon M, Antonutti L, Mase G, et al. Transient global amnesia and transient ischemic attack. Natural history, vascular risk factors and associated conditions. Stroke 1995;26:1536-42.
8. Gijn J van. Tijdelijke geheugenstoornissen. In: Hijdra A, Koudstaal PJ, Roos RAC. Neurologie. Utrecht: Bunge, 1994:655-6.
9. Wintzen AR. Hoe ontstaat transient global amnesia? Vademecum 1999;17(30).

10 Hofstra ML, Hobus PPM, Boshuizen HPA, Schmidt HG. De invloed van ervaring op de diagnostische prestaties van huisartsen. Huisarts Wet 1988;31:282-4.

Tussen allergieangst en corticosteroïdvrees

Een klinische les over zuigelingen met constitutioneel eczeem

Peter Lucassen

Eerder verschenen in Huisarts Wet 2004;47(8):372-3.

Inleiding

Een consult van een zuigeling met constitutioneel eczeem roept vaak een dilemma op bij de dokter: symptomatisch behandelen met corticosteroïden of benaderen als een allergisch probleem. Dat dilemma wordt in het leven geroepen deels door vragen van de ouders van het kind, deels door onzekerheid van de dokter over de precieze feiten. Ouders leggen regelmatig een verband tussen het eczeem en een mogelijke allergie als oorzaak. Toch zijn ouders vaak niet meteen enthousiast als de dokter corticosteroïdzalf voorstelt. De reactie is dan vaak: 'Het is toch geen hormoonzalf, dokter?' Wat te doen als huisarts? Ingaan op een verzoek om allergiediagnostiek, terwijl u vermoedt – maar niet zeker weet – dat dit zinloos is? Of toch maar met enige nadruk de corticosteroïden voorschrijven, terwijl u zelf ook wat twijfelt aan de onschuld van die medicatie bij zuigelingen? In deze klinische les komt dit dilemma aan de orde.

Casus

Mevrouw Van Dinther komt met haar dochter Janske op mijn spreekuur. Janske is vier maanden oud en groeit goed op normale flesvoeding. Ze heeft sinds enkele weken jeukende uitslag op de dorsale zijde van de polsen en aan de voorkant van de enkels. De rest van de huid is alleen wat droog. De jeuk verstoort de slaap soms. Twee weken geleden zag ik haar ook al. Ik stelde toen de diagnose 'constitutioneel eczeem' en adviseerde haar moeder de huid goed vet te houden met babyolie, weinig zeep te gebruiken en irriterende kleding te vermijden. Ik suggereerde toen al dat bij onvoldoende baat

een lichte hormoonzalf zou kunnen helpen, maar daarop had mevrouw Van Dinther verschrikt gereageerd: geen hormoonzalf.
Moeder vindt nu dat haar dochter te veel jeuk houdt en vraagt mij of het geen allergie kan zijn. En of het misschien niet nuttig is van flesvoeding te wisselen. Er is immers speciale voeding tegen koemelkallergie! In gedachten vind ik dit wel een gemakkelijke oplossing: andere flesvoeding, moeder tevreden. Bovendien had ze het niet zo op die corticosteroïdzalf. Toch twijfel ik aan het nut om zo maar even de voeding te veranderen en ben ik even kwijt wat ook al weer de maximale hoeveelheden corticosteroïdzalf voor een zuigeling zijn. Ik besluit precies uit te zoeken wat de voor dit consult relevante feiten zijn aan de hand van de volgende vragen:
- Wat is de rol van allergie bij zuigelingen met constitutioneel eczeem?
- Wat zijn de effecten en bijwerkingen van topische corticosteroïden bij zuigelingen met constitutioneel eczeem?

Methodologie

Voor de beantwoording van de vragen is allereerst gezocht in geaggregeerde gegevensbestanden zoals Clinical Evidence[1] en de Cochrane Database. Hiervoor zijn als trefwoorden gebruikt *atopic eczema* en *atopic dermatitis*. Voor verdere informatie is via PubMed een oriënterende *clinical query* naar systematische reviews gedaan in Medline met als trefwoord *dermatitisatopic*. Ten slotte is gebruikgemaakt van de NHG-Standaard *Constitutioneel eczeem*.[2]

De rol van allergie bij constitutioneel eczeem

Omdat constitutioneel eczeem een aandoening uit het atopisch complex is, is te verwachten dat IgE-gemedieerde allergie een rol zal spelen. Uit recente reviews[3,4] blijkt dat er weliswaar specifieke immunologische veranderingen zijn bij kinderen met eczeem, maar dat het onduidelijk is of die oorzaak of gevolg van het eczeem zijn.[4] De belangrijkste allergenen op zuigelingenleeftijd zijn voedselallergenen, met name koemelk. Voeding lijkt echter in het algemeen geen rol te spelen bij het ontstaan van constitutioneel eczeem.[4] Tevens is niet bewezen dat eliminatie van koemelk effectief is in de behandeling van eczeem bij patiënten met eczeem van gemiddelde ernst. Het is echter wel mogelijk dat bij een kleine subgroep van patiënten met ernstig eczeem koemelkallergenen de oorzaak zijn van exacerbaties en dat eliminatie een gunstig effect heeft.[3] Daarbij moet wel aangetekend worden dat deze interventie slecht is onderzocht bij zuigelingen, de leeftijdscategorie waarin het probleem het grootst is. Anderzijds komt de combinatie voedselallergie of sensibilisatie (toestand waarbij specifiek IgE aanwezig is zonder klinische verschijnselen) met constitutioneel eczeem geregeld voor. Zo blijkt uit een onderzoek bij 250 kinderen (onder wie 145 kinderen jonger dan 2 jaar) in een dermatologische polikliniek dat bij kinderen met licht eczeem nooit antikoemelk IgE aanwezig was.[5] Daarentegen was ongeveer 33% van de kinderen met een matig ernstig eczeem gesensibiliseerd en 96% van de kinderen met ernstig eczeem. In een subgroep van 29 patiënten met ernstig eczeem die op een leeftijd jonger dan vier maanden in het onderzoek kwamen, bleek uit eliminatieprovocatietests een duidelijk verband tussen de voeding (koemelk) en exacerbaties van het eczeem. Uit dat onderzoek bleek dus dat de kans op voedselallergie nul was bij licht eczeem en steeg naarmate het eczeem ernstiger was.

Dat inhalatieallergenen zoals de huisstofmijt een rol spelen bij exacerbaties van eczeem op zuigelingenleeftijd, is a priori onwaarschijnlijk gezien de zeer lage prevalentie van inhalatieallergieën op die leeftijd. Inhalatieallergie ontstaat feitelijk pas in het vierde levensjaar. Onderzoek naar de effectiviteit van het bestrijden van blootstelling aan de huisstofmijt is dan ook vooral gedaan bij volwassenen en kinderen ouder dan 3 jaar.[1] Daaruit blijkt dat met extreme eradicatie van de huisstofmijt – in een vorm die in de dagelijkse praktijk niet haalbaar is – wel een reductie van het eczeem bereikt kan worden, maar dat de mate van reductie van twijfelachtige klinische relevantie is.[1]

De conclusie uit deze literatuur moet dus luiden dat voedselallergie bij licht tot matig constitutioneel eczeem niet tot zeer weinig voorkomt, dat van eliminatie van koemelk de effectiviteit in de behandeling van het eczeem niet is aangetoond, behalve bij ernstig eczeem en dat inhalatieallergie geen rol speelt op zuigelingenleeftijd.

De effecten en bijwerkingen van corticosteroïden

De werkzaamheid van lokaal gebruikte corticosteroïden staat buiten kijf, tenminste wat betreft de gunstige invloed op de symptomen; het beloop van de ziekte wordt niet beïnvloed.[1,3,4] De grootte van het effect van corticosteroïden ten opzichte van placebo ligt in de orde van (tijdelijke) genezingspercentages van 80% versus 20%. Uit de in Clinical Evidence besproken systematische review blijkt echter dat het meeste onderzoek is gedaan bij volwassenen en wat oudere kinderen en dat in slechts twee trials kinderen jonger dan één jaar zijn opgenomen.[1] Er is geen RCT bekend waarin alleen zuigelingen zijn onderzocht. Er lijkt echter geen reden te zijn te veronderstellen dat de effectiviteit bij zuigelingen anders zou zijn dan bij oudere kinderen.

Het lijkt erop dat de behandeling met corticosteroïden in de praktijk vaker mislukt door een te spaarzaam gebruik als gevolg van een door arts en patiënt gedeelde vrees voor de bijwerkingen, de 'steroïdfobie'[6,7] dan door een gebrek aan effectiviteit. Ondanks incidentele akelige verhalen over het dunner worden van de huid of onderdrukking van de hypofyse-bijnieras, zijn er echter uit onderzoek geen aanwijzingen dat het 'gewone' of liever: aanbevolen gebruik van topische corticosteroïden (gebruik gedurende 1-2 weken, afgewisseld met periodes met alleen indifferente behandeling) tot bijwerkingen leidt.[3] In overeenstemming hiermee rapporteert de NHG-Standaard *Constitutioneel eczeem* dat klasse-1-corticosteroïden, zoals hydrocortisonacetaat, zeker veilig zijn en dat klasse-2-preparaten zoals triamcinolonacetonide 0,1% in hoeveelheden tot 100 gram per week veilig zijn.[2] Bij dit alles moet bedacht worden dat er weinig onderzoek is gedaan bij zuigelingen.

Corticosteroïden zijn dus bij lokaal gebruik zeer effectief in het bestrijden van de symptomen van eczeem en waarschijnlijk bij zuigelingen niet schadelijk.

Bespreking

In het volgende consult met mevrouw Van Dinther bespreek ik dat ik begrijp dat ze aan allergie denkt. Ik vertel dat allergie voor huisstof op deze leeftijd nog niet voorkomt en dat de belangrijkste allergie die voor koemelk is. Vervolgens maak ik duidelijk dat uit goed onderzoek is gebleken dat koemelkallergie niet voorkomt bij zuigelingen met matig ernstig eczeem zoals Janske heeft. Het veranderen van flesvoeding zal dus niet tot een verbetering van het eczeem leiden. Bovendien is die voeding erg duur. Daarna vertel ik dat haar idee dat allergie een rol speelt alleen geldt voor kinderen met zeer ernstig eczeem, kinderen bij wie de hele huid aangedaan is. Ik vertel dan dat er een goede behandeling is waar het eczeem weliswaar niet van geneest, maar die er wel voor zorgt dat Janske er geen last meer van heeft. Er zijn hormoonzalven en die worden ingedeeld in vier sterkteklassen. Ik maak duidelijk dat zelfs drie tubes per week van de op één na zwakste zalf nog niet schadelijk zijn, dat ik nog nooit een zuigeling heb hoeven behandelen die in een week meer dan een hele tube van die zalf nodig had en dat ik ga beginnen met de zwakste zalf waar helemaal geen bijwerkingen van verwacht worden. Ik stel dan voor dat ze een recept voor die zalf krijgt (hydrocortison in vaselinecetomacrogolcrème), deze twee weken probeert en dan voor controle terugkomt. Daarna kan ze omschakelen naar indifferente behandelingen om de toestand van de huid goed te houden.[2] Het zal dan af en toe nodig zijn een paar dagen met hormoonzalf te smeren om de conditie van de huid goed te houden. Mevrouw Van Dinther accepteert mijn voorstel en maakt een afspraak voor over twee weken.

Angst voor allergie noch vrees voor corticosteroïden zijn gerechtvaardigd bij zuigelingen met constitutioneel eczeem. Het is de kunst voor de huisarts dit standpunt te verkopen aan de patiënt. Met het overtuigend brengen van voorgaand verhaal lukt dat meestal.

Dit artikel is een bewerking van: P. Lucassen. Constitutioneel eczeem bij zuigelingen: belemmeringen in de behandeling. Tijdschrift voor Jeugdgezondheidszorg 2002;34:55-8.
Publicatie gebeurt met toestemming van de uitgever.

Literatuur

1. Smethurst D, Macfarlane S. Atopic eczema. In: Clinical evidence. The international source of the best available evidence for effective health care. Londen: BMJ Publishing Group, 2003, issue 10 (December).
2. Cleveringa JP, Embden Andres JH van, Meijer JS, Nonneman MMG, Otter JJ den, et al. NHG-Standaard Constitutioneel eczeem. In: Thomas S, Geijer RMM, JR van der Laan, Wiersma Tj. NHG-Standaarden voor de huisarts II. Utrecht: NHG, 1996.
3. Hoare C, Li Wan Po A, Williams H. Systematic review of treatments for atopic eczema. Health Technology Assessment 2000;4:1-191.
4. Eichenfield LF, Hanifin JM, Luger TA, Stevens SR, Pride HB. Consensus conference on pediatric atopic dermatitis. J Am Acad Dermatol 2003;49:1088-95.
5. Guillet G, Guillet MH. Natural history of sensitizations in atopic dermatitis. A 3-year follow-up in 250 children: food allergy and high risk of respiratory symptoms. Arch Dermatol 1992;128:187-92.
6. Hanifin JM, Tofte SJ. Update on therapy of atopic dermatitis. J Allergy Clin Immunol 1999;104:S123-5.
7. Charman CR, Morris A, Williams HC. Topical corticosteroid 'phobia' in patients with atopic eczema. Br J Dermatol 2000;142:931-6.

Eigen foto's: een wegwerpcamera bij chronische lage rugpijn

Jankees de Ridder
Eerder verschenen in Huisarts Wet 2004;47(3):156-7.

Inleiding

Bij patiënten met chronische pijn, zoals lage rugpijn, wil de huisarts de patiënt graag helpen zonder dat hij overbodige of schadelijke medische handelingen verricht. Patiënten zijn soms nog niet bereid een ander, psychosomatische weg in te slaan. De huisarts wil de patiënt laten merken dat de klacht en de hulpvraag begrepen zijn, maar dat er in het medische circuit verder weinig te bieden is. Als de patiënt echter steeds weer op de stoep staat, is het tijd voor een nieuw idee. In deze klinische les beschrijf ik hoe huisarts en patiënt verder komen als de huisarts aan de patiënt een wegwerpcamera meegeeft en deze aan de hand van de gemaakte foto's kan laten zien wat pijn voor zijn leven betekent.

Mohammed

Mohammed is een Koerdische vluchteling uit Irak. Hij heeft in Irak gevangen gezeten. Sinds 1996 verblijft hij in Nederland; zijn vrouw woont nog in Irak. Hij woont alleen. In Irak heeft hij economie gestudeerd. Hier begon hij een boekhoudkundige opleiding die hij met goed gevolg kon voltooien. Hij wil zijn vrouw graag laten overkomen naar Nederland, maar daarvoor is het nodig dat hij een vast inkomen heeft uit betaald werk. We praten Engels. In 1998 kreeg hij langdurig lage rugpijn, die hem uiteindelijk verhinderde om te kunnen werken. Zijn kansen om zijn vrouw te laten overkomen werden hierdoor klein. Ik zag Mohammed in deze periode steeds vaker en verwees hem in de loop der tijd door voor Mensendiecktherapie, fysiotherapie, Cesaroefentherapie en manuele therapie. Een geconsulteerde orthopeed liet röntgenfoto's en een botscan maken, maar kon geen bijzonderheden ontdekken. Een neuroloog probeerde hem ook gerust te stellen. Op zijn eigen verzoek bezocht hij een orthomanueel arts die proefinjecties met lidocaïne gaf, maar ook dat had geen resultaat. Mohammed wilde voor een tweede opinie naar een andere neuroloog, die een vriend zo goed had geholpen. In plaats daarvan verwees ik hem naar het regionale revalidatiecentrum in de hoop dat een multidisciplinaire benadering met ook cognitieve gedragstherapie bij hem zou aanslaan. Het revalidatiecentrum stuurde hem meteen terug, omdat hij onvoldoende gemotiveerd was voor de behandeling. Daarna verwees ik hem toch maar naar de gewenste neuroloog. Die liet een MRI-scan verrichten en zond hem opnieuw naar de fysiotherapie om hem te reactiveren. Behalve met de medewerkers van Vluchtelingenwerk wilde hij nooit met andere psychosociale hulpverleners praten, want er was immers iets mis met zijn rug en niet met zijn geest. Vijf jaar na de eerste klachten lukte het de tweede neuroloog wel hem naar een psychiater te verwijzen. Hij slikt nu een tijd mirtazapine als antidepressivum. In de afgelopen 4,5 jaar is hij opgeklommen van paracetamolgebruiker via diazepam, amitriptyline, diclofenac, naproxen, ibuprofen, piroxicam en codeïne naar chronisch tramadolgebruiker. Het werd tijd voor een nieuw idee.

Chronische lage rugpijn

Artsen vormen een gevaar voor patiënten met chronische pijn. De goedbedoelde medische hulp kan leiden tot verslaving aan opiaten, polyfarmacie, dure overdiagnostiek, onnodige operaties en een stevige verankering van ziektegedrag, dat weer moeilijk af te leren is. Bijna alle chronische pijnpatiënten zullen op een gegeven moment ervaren dat de mensen om hen heen – artsen, maar ook familieleden – de echtheid van hun pijn in twijfel trekken. Dit zal er vaak toe leiden dat de patiënt ontevreden raakt over de behandeling en alternatieve hulp gaat zoeken, waardoor de huisarts zich weer onheus behandeld voelt door een veeleisende patiënt die zich niet aan de behandelvoorschriften wil houden. Er zijn veel factoren die pijngedrag en medische consumptie beïnvloeden. Sociale, culturele en individuele psychologische factoren bepalen hoe pijn uitgedrukt kan worden. Als iemand stress ervaart, registreert hij allerlei lichaamsprocessen en -sensaties vaker en met grotere aandacht. Dit kan er uiteindelijk toe leiden dat iemand thuisblijft van school of werk of naar de dokter gaat. Onze cognitieve stijl, emotionele toestand en verbale en non-verbale communicatie dragen bij aan de beleving van pijn.[1] Interventies gebaseerd op cognitieve gedragstherapie gaan uit van al deze determinanten van pijngedrag en worden met succes ingezet bij patiënten met chronische lage rugpijn.[2-5]

Een wegwerpcamera: de patiënt op de foto

Mohammed en ik hebben vaak de situaties op zijn werk, zijn cursus, thuis en in Irak besproken en zijn stemmingen en gevoelens kwamen daarbij aan de orde. Door een *filler* in de *BMJ* kwam ik een paar jaar geleden op het idee om wegwerpcamera's te gebruiken bij chronische patiënten. Ik dacht zo meer van hun leven te kunnen zien. Omdat ik niet goed kon inschatten hoe hij dit zou opvatten, stelde ik ten slotte Mohammed maar voor een filmpje vol te schieten en dat te laten ontwikkelen en afdrukken op kosten van de praktijk. In een volgend consult zouden we dan samen de foto's kunnen bekijken. Hij leek dit heel vanzelfsprekend te vinden. Ik gaf hem een wegwerpcamera mee met de vage instructie foto's te maken hoe zijn leven eruitzag met de rugpijn die hem in zoveel dingen belemmerde. Ik gaf hem een papier mee om bij iedere foto op te schrijven wat deze voorstelde. Een paar maanden later bracht hij twaalf foto's. Hij vertelde niet te hebben geweten hoe hij zelf foto's van zijn leven kon maken en had daarom een vriend gevraagd om hem te fotograferen. We hebben samen naar de foto's gekeken en Mohammed vertelde er uitvoerig over. De foto's laten zien in wat voor posities en op welke plaatsen hij meestal zit, ligt en eet. Ook kon ik zien wat hij deed om de pijn te verminderen. Hij schreef er zelf de onderschriften bij: 'zitwarmteapparaat', 'massageapparaat', 'beenpijn verminderen'.

Ruim een half jaar later vroeg ik hem hoe hij het had gevonden om de foto's te maken. Hij antwoordde: 'Het is goed dat u weet hoe mijn dagelijks leven eruitziet.' Ik merkte op dat hij sindsdien niet meer voor zijn rugpijn op het spreekuur was geweest. Hij zei: 'De oorzaak is niet duidelijk, maar het is wel goed onderzocht.' Een jaar later na het maken van de foto's heeft Mohammed nog altijd rugpijn, maar heeft mij hiervoor niet meer geraadpleegd. De mirtazapine gebruikt hij nog steeds en het helpt hem om beter te slapen en te denken. Hij heeft een paar keer een acupuncturist bezocht, waardoor de gevoeligheid voor koude verminderde. Een vriend uit Canada zal een elektrisch verwarmde jas naar hem toesturen. Hij is regelmatig in de sauna en de fitnessclub te vinden; dit helpt écht tegen de rugpijn. De veranderingen die in Irak hebben plaatsgevonden geven hem weer hoop voor de toekomst.

Eigen foto's in de zorg

In de medische literatuur worden verschillende toepassingen beschreven van het maken van foto's. Zo beschrijft Walker hoe hij foto's gebruikt bij psychotherapie en stervensbegeleiding.[6,7] De foto's zijn vaag en abstract en bedoeld als hulpmiddel om fantasie, gevoelens en gedachten los te maken. Deborah Padfield, een Engelse kunstenares, is een ander voorbeeld. Zij heeft sinds 1984 chronische pijn. Samen met haar pijnspecialist Charles Pither van het St. Thomas's Hospital in Londen werkte ze met andere pijnpatiënten aan de ontwikkeling van een visuele taal om pijn uit te drukken.[8] Alle patiënten vonden het moeilijk pijn aan artsen uit te leggen: 'Pijn kun je niet zien, dus andere mensen geloven het niet.' Op de tentoongestelde foto's zijn te zien:

een rotte appel, krioelende mieren, dierenklauwen krassend op beton, roodgloeiend roestig ijzerdraad, bebloede messen naast een lichaam, een overstromend bad. Sommige patiënten gebruikten de foto's om aan hun arts uit te leggen hoe ze zich voelen. De foto's vertellen iets wat woorden niet kunnen zeggen en laten een wereld zien vol eenzaamheid en ellende. Ook in de huisartsenpraktijk zijn er voorbeelden van gebruik van fotografie. Zo maakte een Engelse huisarts foto's van een bevriend psycholoog toen deze terminaal ziek was. De foto's hielpen de patiënt zijn achteruitgang onder ogen te zien en beter om te gaan met zijn maagcarcinoom. Hij wilde ook dat er na zijn sterven foto's zouden worden gemaakt met de rouwende familie en vrienden.[9]

Conclusie

Het laten maken van foto's is een ongebruikelijke aanpak bij patiënten met chronische pijn. Door samen met de arts naar de gemaakte foto's te kijken kan een patiënt zich beter begrepen weten. Als de pijn erkend is, is de huisarts hiervoor soms niet meer nodig en dat geeft patiënt en huisarts weer ruimte. Tot nu toe wordt fotografie slechts sporadisch toegepast bij de begeleiding van patiënten met chronische pijn en psychotherapie. Probeer het maar.

Literatuur

1 Kleinman A. The illness narratives. Suffering, healing and the human condition. New York: Basic Books, 1988.
2 Estlander A. Determinants of pain behaviour in patients with chronic low back pain. Ann Med 1989;21:381-5.
3 Walsh DA, Radcliffe JC. Pain beliefs and perceived physical disability of patients with chronic low back pain. Pain 2002;97:23-31.
4 Waddell G, Morris EW, Paola di M, Gray ICM. Chronic low backpain, psychological distress, and illness behaviour. Spine 1984;9:209-13.
5 McCracken LM, Gross RT, Eccleston C. Multimethod assessment of treatment process in chronic low back pain: comparison of reported pain-related anxiety with directly measured physical capacity. Behav Res Ther 2002;40:585-94.
6 Walker J. Photography as lifeline-facing mortality. Am J Psychother 1991;45:124-8.
7 Walker J. The photograph as catalyst in psychotherapy. Can J Psych 1982;27:450-4.
8 Vass A. Finding a visual language for pain. BMJ 2002;324:1162.
9 O'Connor S, Schatberger P, Payne S. A death photographed: one patient's story. BMJ 2003;327:233.

'Dokter, ik heb het niet zo op pillen'

Topische NSAID's bij artrose

Mariëlle Dost en Tim olde Hartman

Eerder verschenen in Huisarts Wet 2005;48:236-9. In 2006 is de NHG-Casuïstiekprijs aan de auteurs toegekend.

Inleiding

Artrose is een vaak voorkomende reumatische aandoening; op cardiovasculaire ziekten na is artrose verantwoordelijk voor de meeste invaliditeit. Uit onderzoek blijkt dat 90% van de bevolking boven de 60 jaar degeneratieve afwijkingen heeft in de gewrichten die het gewicht dragen. Artrose verloopt vaak asymptomatisch: maar ongeveer een kwart van de mensen met artrose ondervindt hiervan klachten.[1] De behandeling bestaat naast medicamenteuze pijnstilling uit patiëntenvoorlichting, rust, fysiotherapie en in enkele gevallen intra-articulaire injecties of een operatie.[2]

Geneesmiddelen van eerste keus zijn simpele pijnstillers als paracetamol. NSAID's gelden als middelen van tweede keus. In de praktijk worden vaak NSAID's voorgeschreven. Een nadeel hiervan is hun bijwerkingenprofiel; met name de gastro-intestinale toxiciteit is geassocieerd met significante morbiditeit en mortaliteit. Bij ouderen is 30% van alle ziekenhuisopnamen vanwege maag- en duodenumulcera het gevolg van NSAID-gebruik en geldt een vier keer verhoogd risico op een dodelijke gastro-intestinale bloeding.[3] Andere belangrijke bijwerkingen zijn: verhoging van bloeddruk, renale toxiciteit en hartfalen.

Het is dan ook niet zo vreemd dat veel patiënten aangeven dat ze die pillen liever niet slikken. Vormen topische NSAID's dan misschien een alternatief voor pijnbestrijding met minder bijwerkingen? Als huisartsen-in-opleiding kregen wij tijdens het spreekuur met dit probleem te maken dat wij uitgewerkt hebben in deze klinische les.

Casus

Mevrouw Wielinga komt, lopend met een stok, mijn spreekkamer binnen. Ze is een redelijk vitale dame van 79 jaar. Ik (MD) controleer haar eens in de drie maanden in verband met haar hypertensie. Haar laatste bloeddrukcontrole was een maand geleden. Al snel wordt het me duidelijk dat ze nu niet voor haar bloeddruk komt maar voor iets anders. 'Dokter, zo kan het echt niet meer. Die knieën gaan me steeds meer pijn doen.' Ik inventariseer wat er aan de hand is. Mevrouw vertelt me dat ze de laatste maanden steeds meer pijn heeft in haar knieën, links meer dan rechts. Zelf heeft ze al paracetamol geprobeerd, maar daar merkte ze niet veel van. Terloops merkt mevrouw op: 'Ach ja dokter, ik ben nu eenmaal niet zo'n pillenslikker.' Verder vertelt ze dat haar knieën soms wat gezwollen zijn, maar echt rood en warm zijn ze nooit geweest. Tijdens het lopen heeft ze de meeste klachten, 'daar is het mee begonnen dokter', maar de laatste tijd heeft ze ook in rust pijn in haar knieën. Bij het lichamelijk onderzoek valt een aantal zaken op: een valgusstand van beide knieën (links meer dan rechts), een geringe hydrops van haar linker knie en crepitaties bij flexie en extensie van deze knie.
Ik leg mevrouw uit dat de klachten die ze heeft waarschijnlijk afkomstig zijn van slijtage (artrose) van haar knieën. 'Dat dacht ik wel, dat zal wel van het harde werken van vroeger komen', merkt mevrouw op. 'Maar wat nu dokter?' Ik leg haar uit dat pijnstilling de eerste keus van behandeling is en dat ik haar een recept zal meegeven. 'Maar dokter, ik heb het niet zo op pillen hoor, daar begin ik liever niet aan. Hebt u niet iets van een zalfje?' Omdat ik mevrouw ken als erg standvastig en iemand die zich niet snel laat overtuigen besluit ik dit met een collega (ToH) te overleggen. Zelf twijfel ik aan de werking van zalfjes tegen de pijn en bovendien weet ik niet of die verkrijgbaar zijn bij de apotheek. Ik bespreek dit met mevrouw en spreek af haar over een paar dagen te bellen.

Tijdens het overleg met mijn collega blijkt dat ook hij een dergelijke vraag, zoals in de casus van mevrouw Wielinga, nog niet eerder heeft gekregen op het spreekuur. We besluiten deze kwestie daarom uit te zoeken aan de hand van onderstaande vragen:
- Verminderen topische NSAID's de pijn ten gevolge van artrose?
- Hebben topische NSAID's een gunstig effect op de begeleidende symptomen van artrose?
- Wat zijn de bijwerkingen van topische NSAID's?

Methodologie

Voor de beantwoording van de voorgaande vragen hebben we een oriënterende *clinical query* naar de werking van topische NSAID's bij patiënten met artrose uitgevoerd in PubMed. Hiertoe werd de combinatie van de volgende termen gebruikt: '*Anti-inflammatory Agents, non-steroidal*' [MeSH], NSAID, '*Administration, Topical*' [MeSH], *topical*, '*Osteoarthritis*'[MeSH] en *osteoarthr**. We vonden twintig onderzoeksartikelen waarvan er drie afvielen in verband met het gebruik van een andere behandeling (1 artikel over bloedzuigers en 2 over patiënteneducatie) en één was in een andere taal dan het Engels geschreven. Daarnaast vielen er twee onderzoeksartikelen af omdat er in deze onderzoeken niet met een placebogroep (maar met een ander topisch NSAID of homeopathische SRL-gel) werd vergeleken. In de referenties van de veertien overgebleven onderzoeksartikelen[1,2,4-15] vonden we een sleutelartikel met een review over de effectiviteit en veiligheid van topische NSAID's bij acute en chronische pijn.[16]

In de Cochrane Database troffen we geen systematische review aan naar het effect van topische NSAID's bij patiënten met artrose.

Het effect van topische NSAID's op pijnvermindering

Meta-analyse

Recent publiceerde het *BMJ* een meta-analyse naar de effectiviteit van topische NSAID's bij de behandeling van artrose.[15] Lin et al. includeerden dertien relevante placebogecontroleerde onderzoeken met in totaal 1983 patiënten. Zij vonden een significante pijnreductie na twee weken behandeling; dit significante effect was echter na vier weken volledig verdwenen. De onderzoekers concludeerden dan ook dat topische NSAID's alleen op de korte termijn (minder dan 4 weken) effectief zijn en dat wetenschappelijk bewijs voor de werking op de lange termijn (meer dan een maand) vooralsnog niet voorhanden is.

Reviews

Moore et al. beschreven in 1998 eveneens in het *BMJ* een systematische review naar de effectiviteit en veiligheid van topische NSAID's bij acute en chronische pijn.[16] Het ging om een review van 86 trials met in totaal 10.160 patiënten. Topische NSAID's bleken effectief te zijn bij acute pijn, zoals bij kneuzingen en verstuikingen. Het relatieve voordeel – meer dan 50% pijnreductie – was 1,7 (95%-BI 1,5-1,9). Maar ook bij chronische pijn, zoals artrose en tendinitis, waren topische NSAID's effectief. Het relatieve voordeel van patiënten met chronische pijn was 2,0 (95%-BI 1,5-2,7). Zeven van de twaalf geïncludeerde placebogecontroleerde onderzoeken lieten zien dat topische NSAID's significant beter werkten. De vijf andere onderzoeken vonden ook een betere werking van topische NSAID's, maar dit was niet statistisch significant. Moore et al. vonden dat er 3,1 patiënten met chronische pijn (95%-BI 2,7-3,8) met een topisch NSAID moesten worden behandeld om één patiënt een succesvolle uitkomst te geven die deze patiënt niet zou hebben gehad bij de behandeling met placebo.

De zoekactie die Moore et al. uitvoerden, liep van 1966 tot september

1996.[16] We vonden nog zeven nieuwe onderzoeken naar de effectiviteit van topische NSAID's bij artrose van latere datum.[2,4-9]

RCT's

In de zeven onderzoeken die na de review van Moore et al. zijn uitgevoerd werden vijf verschillende soorten topische NSAID's gebruikt met wisselende doseringen (tabel).[2,4-9] Eén onderzoek ging de werking na van salicylaatgel[9] en de andere zes onderzochten de 'overige prostaglandinesynthetaseremmers'. De duur van de behandeling verschilde sterk: van zeven dagen tot vier weken (tabel).

Uit de gevonden onderzoeken komt naar voren dat salicylaatgel nauwelijks effect lijkt te hebben op de pijn bij artrose.[9] Bij vier van de zes overgebleven onderzoeken werd een significante verbetering van de pijn gerapporteerd.[2,4-6] Het is opvallend dat de vier onderzoeken die een significant verschil vonden allemaal een duur van vijftien dagen of korter hadden. De twee onderzoeken waaruit geen significant verschil bleek, hadden een duur van vier weken.[7,8] In deze twee onderzoeken is echter wel een subgroepanalyse gedaan, waarbij er een significant effect was van topische NSAID's op de pijn bij patiënten met ernstige artrose.

Effect op de begeleidende symptomen

Het effect van topische NSAID's op de stijfheid en zwelling van gewrichten is nauwelijks onderzocht in de verschillende onderzoeken. We kunnen hierover dan ook geen eenduidige uitspraken doen. Lin et al. concludeerden dat alleen op de korte termijn (twee weken) topische NSAID's effectief zijn voor de functie en de begeleidende klachten, zoals stijfheid van het aangedane gewricht.[15] Moore et al. gingen in hun review niet in op het effect van topische NSAID's op de begeleidende symptomen. Wel meldden twee onderzoeken een significante afname van zwelling van het aangedane gewricht.[12,14] Roth et al. vonden deze significante vermindering echter niet.[11] We vonden twee onderzoeken die ook gericht waren op verbetering van de stijfheid van het aangedane gewricht.[1,2] Uit één onderzoek bleek een significante afname van de stijfheid.[2]

De bijwerkingen van topische NSAID's

Lin et al. beschreven in hun meta-analyse de bijwerkingen van topische NSAID's.[15] Zij concludeerden dat het bijwerkingenprofiel van topische NSAID's nagenoeg gelijk is aan dat van placebo. Moore et al. beschreven in hun review tevens de veiligheid van topische NSAID's.[16] Zij vonden zowel bij patiënten met acute als met chronische pijn geen verschil tussen topische NSAID's en placebo wat betreft de frequentie van lokale of systemische bijwerkingen. Lokale huidreacties waren zeldzaam (3,6%) en systemische

Tabel Onderzochte NSAID's en hun effect

auteur	soort gel	dosering (mg/dag)	duur (dagen)	effect op de pijn	bijwerkingen van NSAID-gel
Shackel 1997	kopersalicylaat-gel (120 mg/g)*	360	28	−	+
Bruhlmann 2003	DHEP- pleister†	360	14	+	−
Grace 1999	diclofenac lecithine organogel	17	14	+	−
Sandelin 1997	eltenac gel	90	28	−	+
Ottillinger 2001	eltenac gel	9-27-90‡	28	−	−
Rovensky 2001	ibuprofengel (5%)	600	7	+	−
Trnavsky 2004	ibuprofengel (5%)	600	8	+	−

* Gel niet op gewricht, maar op onderarm aangebracht.
† Diclofenac hydroxy-ethylpyrrolidine.
‡ In dit onderzoek was er sprake van drie subgroepen die opklimmende doses hebben gehad; de eerste subgroep 9 mg/dag; de tweede 27 mg/dag en de derde groep 90 mg/dag.

bijwerkingen traden bij 0,5% van de behandelde patiënten op. Bovendien blijkt uit eerder onderzoek dat topische NSAID's minder gastro-intestinale bijwerkingen geven dan orale NSAID's.[17] Lin et al. komen tot dezelfde conclusie.[15] Waarschijnlijk zijn de plasmaconcentraties van de NSAID's veel geringer bij topisch gebruik. Dit wordt ook ondersteund door het onderzoek van Shackel et al.[9] Zij gingen het effect na van salicylaatgel, waarbij de gel niet op het aangedane gewricht, maar op de onderarm werd aangebracht. Volgens de betrokken patiënten, die de pijnintensiteit aangaven op een visueel analoge schaal, verminderde de gel hun pijn niet. Het globale oordeel van patiënten en onderzoekers was dat de gel niet effectief was.

In de zeven onderzoeken die verschenen na de publicatie van Moore et al., werd er meestal ook een registratie van de bijwerkingen bijgehouden. Hypersensitiviteit voor salicylaten of NSAID's was meestal een exclusiecriterium om deel te nemen aan het onderzoek. In de meeste onderzoeken was er geen significant verschil in bijwerkingen tussen patiënten die topische NSAID's of placebo gebruikten. Trnavsky et al. rapporteerden zelfs dat geen van de deelnemende patiënten bijwerkingen had gekregen van de behandeling.[4] In het onderzoek van Shackel et al. en Sandelin et al. waren er significant meer lokale huidreacties bij het gebruik van de NSAID-gel.[8,9] De bijwerkingen die gemeld worden in de verschillende onderzoeken zijn: lokale huidproblemen (jeuk, brandend gevoel, roodheid), misselijkheid (dyspepsie) en diarree. Bijwerkingen als hirsutisme, pyelocystitis, verkleuring van de huid en gegeneraliseerde dermatitis kwamen slechts zeer sporadisch voor.

Topische NSAID's blijken dus goed te worden verdragen als van tevoren een hypersensitiviteit voor salicylaten of NSAID's anamnestisch wordt uitgesloten.

Bespreking

Topische NSAID's lijken effectiever dan placebo bij pijnklachten door artrose. Dit geldt met name voor de korte termijn; het is twijfelachtig of dit effect ook op de lange termijn blijft bestaan. In de onderzoeken zijn veel verschillende soorten topische NSAID's gebruikt. Het is onduidelijk of de werking van topische NSAID's berust op een klasse-effect of dat er onderling nog verschillen zijn.

Topische NSAID's zijn handverkoopmiddelen; topische NSAID's als Tantum®, Advil-gel® en Voltaren emugel® zijn dus gewoon te koop bij de drogist. Er zijn geen onderzoeken gevonden waarin de effectiviteit van topische NSAID's bij artrose werd vergeleken met paracetamol.

Ik deel mevrouw Wielinga telefonisch mee dat ze een pijnstillende zalf kan proberen, maar spreek mijn twijfels uit over de werkzaamheid op de lange termijn. 'U kunt zelf een tube bij de drogist kopen en eventueel kunt u het combineren met paracetamol.' Voor bijwerkingen hoeft ze niet bang te zijn omdat zalfjes meestal goed worden verdragen.

Mevrouw Wielinga beëindigt ons telefoongesprek met de opmerking: 'Ik ga het toch proberen dokter, want die pillen dat is ook niks, maar als ik toch huiduitslag krijg, dan sta ik weer bij u op de stoep hoor.'

Twee maanden later zie ik mevrouw Wielinga op mijn spreekuur voor haar bloeddrukcontrole. Als ik haar vraag hoe het met haar knieën gaat, vertelt ze me dat ze de zalf een tijdje heeft gebruikt, maar er inmiddels mee is gestopt omdat het toch niet zo veel hielp. 'Maar op het moment mag ik niet klagen, want het gaat eigenlijk best redelijk met m'n knieën hoor.'

Literatuur

1 Algozzine GJ, Stein GH, Doering PL, Araujo OE, Akin KC. Trolamine salicylate cream in osteoarthritis of the knee. JAMA 1982;247:1311-3.
2 Grace D, Rogers J, Skeith K, Anderson K. Topical diclofenac versus placebo: a double blind, randomized clinical trial in patients with osteoarthritis of the knee. J Rheumatol 1999;26:2659-63.
3 Ray WA, Stein CM, Byrd V, Shorr R, Pitchert JW, Gideon P, et al. Educational program for physicians to reduce use of non-steroidal anti-inflammatory drugs among community-dwelling elderly persons: a randomized controlled trial. Med Care 2001;39: 425-35.
4 Trnavsky K, Fischer M, Vogtle-Junkert U, Schreyger F. Efficacy and safety of 5% ibuprofen cream treatment in knee osteoarthritis. Results of a randomized, double-blind, placebo-controlled study. J Rheumatol 2004;31:565-72.
5 Bruhlmann P, Michel BA. Topical diclofenac patch in patients with knee osteoarthritis: a randomized, double-blind, controlled clinical trial. Clin Exp Rheumatol 2003;21: 193-8.
6 Rovensky J, Micekova D, Gubzova Z, Fimmers R, Lenhard G, Vogtle-Junkert U, et al. Treatment of knee osteoarthritis with a topical non-steroidal antiinflammatory drug. Results of a randomized, double-blind, placebo-controlled study on the efficacy and safety of a 5% ibuprofen cream. Drugs Exp Clin Res 2001;27:209-21.
7 Ottillinger B, Gomor B, Michel BA, Pavelka K, Beck W, Elsasser U. Efficacy and safety of eltenac gel in the treatment of knee osteoarthritis. Osteoarthritis Cartilage 2001;9: 273-80.
8 Sandelin J, Harilainen A, Crone H, Hamberg P, Forsskahl B, Tamelander G. Local NSAID gel (eltenac) in the treatment of osteoarthritis of the knee. A double blind study comparing eltenac with oral diclofenac and placebo gel. Scand J Rheumatol 1997;26:287-92.
9 Shackel NA, Day RO, Kellett B, Brooks PM. Copper-salicylate gel for pain relief in osteoarthritis: a randomised controlled trial. Med J Aust 1997;167:134-6.
10 Towheed TE, Hochberg MC. A systematic review of randomized controlled trials of pharmacological therapy in osteoarthritis of the knee, with an emphasis on trial methodology. Semin Arthritis Rheum 1997;26:755-70.
11 Roth SH. A controlled clinical investigation of 3% diclofenac/2.5% sodium hyaluronate topical gel in the treatment of uncontrolled pain in chronic oral NSAID users with osteoarthritis. Int J Tissue React 1995;17:129-32.
12 Browning RC, Johson K. Reducing the dose of oral NSAIDs by use of Feldene Gel: an open study in elderly patients with osteoarthritis. Adv Ther 1994;11:198-207.
13 Dreiser RL, Tisne-Camus M. DHEP plasters as a topical treatment of knee osteoarthritis-a double-blind placebo-controlled study. Drugs Exp Clin Res 1993;19:117-23.
14 Galeazzi M, Marcolongo R. A placebo-controlled study of the efficacy and tolerability of a nonsteroidal anti-inflammatory drug, DHEP plaster, in inflammatory peri- and extra-articular rheumatological diseases. Drugs Exp Clin Res 1993;19:107-15.
15 Lin J, Zhang W, Jones A, Doherty M. Efficacy of topical non-steroidal anti-inflammatory drugs in the treatment of osteoarthritis: meta-analysis of randomised controlled trials. BMJ 2004;329:324.
16 Moore RA, Tramer MR, Carroll D, Wiffen PJ, McQuay HJ. Quantitative systematic

review of topically applied non-steroidal anti-inflammatory drugs. BMJ 1998;316:333-8.
17 Evans JMM, McMahon A, McGilchrist M, White G, Murray F, McDevitt D, et al. Topical non-steroidal anti-inflammatory drugs and admission to hospital for upper gastrointestinal bleeding and perforation: a record linkage case-control study. BMJ 1995;311:22-6.

Een leerling met een zweertje in de mond

Historische en actuele aspecten van syfilis

G.A. van Essen en H.W. van Essen

Eerder verschenen in Huisarts Wet 1998;41(11):520-3. In 1998 is de NHG-Casuïstiekprijs aan de auteurs toegekend.

Inleiding

In deze klinische les komt zowel de geschiedenis als de actualiteit van syfilis aan bod. De ziekte was een eeuw geleden vanwege de hoge incidentie niet moeilijk te diagnosticeren, maar er rustte wel een taboe op. Als een scholier met een zweertje in de mond syfilis blijkt te hebben, brengt dat zijn school in een lastig parket. Nadat de directeur van het ziekenhuis aannemelijk heeft gemaakt dat de jongen is besmet door de 'dwaze gewoonte van zoenen', wordt de kwestie in de doofpot gestopt. De medicus negeert aanwijzingen die mogelijk duiden op (homo)seksueel contact. Drie hedendaagse casus laten zien dat syfilis ondanks de lage incidentie niet moeilijk te diagnosticeren valt, als de huisarts maar alert is en doorvraagt. Het taboe op syfilis lijkt plaats te hebben gemaakt voor gêne over onveilig vrijen.

Casus A Een zweertje in de mond

Patiënt A, 18 jaar oud, bezoekt op 16 maart de huisarts. Tot voor kort voelde hij zich gezond, al had hij na lang studeren wel eens een drukkend gevoel boven de ogen. Nu is hij drie dagen van school thuisgebleven, heeft koorts en is lusteloos. Ook klaagt hij over pijn in de keel. Hij krijgt het advies te gorgelen met zout water, koude te vermijden en rust te houden. Een week later bezoekt hij de huisarts opnieuw, omdat hij last heeft van pijnlijke, rode ogen. Hij voelt zich niet erg ziek meer. De huisarts constateert een iritis, links meer dan rechts. In de linker mondhoek is een genezend zweertje te zien. Aan de handen zijn rood-blauwachtige vlekken, zo ook op de benen. Er zijn klieren palpabel in de hals, de ellebogen en de liezen. De penis vertoont geen

afwijkingen, behalve een al langer bestaande fimosis. Er is geen afscheiding uit de urethra. Op het scrotum bevindt zich een kleine oppervlakkige ulceratie, een natte papel.
De huisarts stelt de diagnose syfilis, stadium II, waarbij het primaire affect waarschijnlijk in de mond gelokaliseerd was. De patiënt zegt geen genitaal seksueel contact gehad te hebben. Hij wordt opgenomen in het ziekenhuis.

De minutieuze beschrijving van deze casus uit 1883 vonden we terug op een onverwachte plaats: in het archief van de Middelburgse Rijkskweekschool voor Onderwijzers, de negentiende-eeuwse voorloper van de pabo.[1] Verrassend was ook dat deze schriftelijke rapportage niet kwam van A's huisarts, dr. De Jong, maar van de hoogste medische functionaris in de stad, de Geneesheer-Directeur van het ziekenhuis, dr. J.G. Bolle.[2]

Waarom bemoeide zo'n autoriteit zich met een eenvoudige 'kwekeling'? En hoe kwamen deze privacygevoelige medische gegevens in een schoolarchief terecht? Overwegingen van volksgezondheid zullen op zijn best een ondergeschikte rol hebben gespeeld: de negentiende-eeuwse preventie en bestrijding van syfilis richtten zich vrijwel uitsluitend op prostituees.[3-5] Het archief laat zien dat er iets heel anders in het geding was: de normen en waarden van (aanstaande) onderwijzers en, in samenhang daarmee, de goede naam van de opleiding.

Rijkskweekschool

Op de Middelburgse Rijkskweekschool zaten in 1883 ongeveer tachtig jongens tussen 14 en 18 jaar. De meesten woonden groepsgewijs in kosthuizen. Gezien hun jeugdige leeftijd en hun toekomstige beroep, waarin ze een voorbeeld voor hun leerlingen moesten zijn, hanteerde de directeur strikte gedragsregels. Het schoolregime vertoonde veel verwantschap met wat de socioloog Goffman een 'total institution' heeft genoemd.[6,7] Het zwaarst tilde directeur W.J. Wendel aan een – in onze ogen tamelijk marginaal – vergrijp: 'wandelen met een meisje'. Dat delict stond natuurlijk voor meer dan een wandelingetje alleen, het duidde op contacten met de andere sekse. En daar had de directeur het absoluut niet op begrepen. Dergelijke contacten zouden niet alleen de aandacht afleiden van serieuze studie, maar konden ook gemakkelijk ontaarden in seksueel contact, iets wat in de dominante seksuele moraal van die tijd voor jongeren strikt verboden was. Betrapte wandelaars werden daarom, als ze tweemaal in dezelfde fout vervielen, altijd van de opleiding verwijderd.

Als aan een paar wandelingetjes met meisjes al zulke vergaande consequenties werden verbonden, moet het bericht over de syfilis van A – een leerling uit de examenklas nog wel – werkelijk als een bom zijn ingeslagen. De ziekte kon immers bijna niet anders dan het gevolg zijn van seksueel contact. Hier paste maar één reactie: onmiddellijke en onherroepelijke verwijdering van de opleiding.

Toch deed de directeur dat niet. In plaats van straffend op te treden, wendde hij zich tot dr. Bolle, de 'medicus van het gasthuis' waar A was opgenomen.[8] Kon het misschien zijn, zo schreef hij Bolle, dat er niet sprake was geweest van wat hij verhullend omschreef als 'persoonlijke aanraking', maar uitsluitend van een 'ongelukkig toeval'?

Een gedetailleerd rapport

De geneesheer-directeur liet er geen gras over groeien. Al een dag later ontving Wendel een gedetailleerd rapport met diens bevindingen.[2] Bolle had A onderworpen aan een indringend kruisverhoor over zijn seksuele gedrag. Daarin ontkende de jongen pertinent 'in aanraking te zijn geweest' met prostituees of 'geslachtsgemeenschap met fatsoenlijke vrouwen gehad te hebben'. De medicus had geen enkele reden om aan die bewering te twijfelen: 'het totale gemis eener primäre aandoening der genitalieën' bewees volgens hem onomstotelijk dat A 'geen coïtus heeft uitgeoefend' (onderstreping van Bolle).

Hoe was de jongen dan wel besmet geraakt? Volgens Bolle inderdaad door een 'ongelukkig toeval'. A had hem verteld in de kerstvakantie op een feestje in Westkapelle te zijn geweest. 'Men schijnt daar', aldus Bolle, 'ook de dwaze gewoonte van zoenen te hebben, en op mijne stellige vraag, of hij ook aan die liefhebberij had deelgenomen, antwoordt hij bevestigend.' De plaats van de primaire infectie, de linker mondhoek, wees er volgens Bolle op dat A de pech had gehad gezoend te hebben met een meisje dat 'niet gezond' was. Directeur Wendel besloot na kennisneming van Bolle's rapport dat de jongen niet van school verwijderd behoefde te worden.[9] De besmetting was ontstaan in de kerstvakantie, dus buiten de verantwoordelijkheid van de school. Bovendien had A alleen maar gezoend, en zich dus niet schuldig gemaakt aan overtreding van de seksuele moraal. A slaagde – na een mislukte poging in april – in oktober 1883 voor het onderwijzersexamen en werd vervolgens benoemd te Hansweert.[10]

Was Bolle's conclusie gerechtvaardigd? De geneesheer-directeur onderbouwde zijn bewering met een artikel van dr. Sturgis, die in 1873 in de *American Journal of Medical Sciences* in totaal 1491 patiënten had beschreven. Bij 3,2% van deze patiënten ging de infectie uit van het slijmvlies van de lippen.[11] Ook in de kliniek van de Universiteit van Amsterdam waren in 1887 25 van de 745 patiënten extragenitaal geïnfecteerd.[12]

Over mogelijke oorzaken van de besmetting spraken de onderzoekers zich echter niet uit. Bolle daarentegen deed dat wel. Toen de coïtus als besmettingsoorzaak uitgesloten bleek en A had aangegeven een meisje gezoend te hebben, was de toedracht voor hem zo klaar als een klontje. Dat de infectie ook door andere vormen van seksuele activiteit veroorzaakt kon zijn, lijkt hij buiten beschouwing te hebben gelaten. In elk geval heeft hij er, afgaande op zijn rapport aan de directeur, niet naar gevraagd. Bovendien negeerde hij de bevinding van de ulceratie op het scrotum, die eveneens op een andere wijze van besmetting zou kunnen duiden.

Behandeling

Voor Bolle was met het uitbrengen van zijn rapport de kous af. Contactopsporing bestond nog niet in die dagen. Wel is A voor de syfilis behandeld, getuige een brief van de directeur aan A's vader met de mededeling dat hij de kosten van de verpleging moest betalen.[13] Welke behandeling de jongen kreeg, is niet bekend.

In de jaren zestig en zeventig van de negentiende eeuw werd vaak overgegaan tot cauterisatie of excisie van het primaire affect.[14] Later kwam mercuur in zwang, in de vorm van kwikzalf, hoewel men ook experimenteerde met kwikinjecties.[15] Deze behandeling werd gestaakt toen bekend raakte dat kwik vervelende bijwerkingen had. Voor congenitale syfilis bestond een soort immunotherapie: 'syfilisatie'. Vermeende patiënten werden 'geïnoculeerd met virus' uit gummata van syfilislijders. Deze therapie was erg omstreden en had vanzelfsprekend ernstige (bij)werkingen indien de diagnose congenitale syfilis ten onrechte was gesteld. Genezen konden al deze therapieën de kwaal niet. Het zou nog tot 1910 duren voor Ehrlich Salvarsan synthetiseerde, een arseenverbinding (Salvarsan) die de spirocheet kon doden.[16,17]

Een eeuw later

De incidentie van syfilis is in de afgelopen honderd jaar sterk teruggelopen. In 1883, het jaar waarin de eerste casus van deze klinische les speelde, kwam syfilis veel voor. Een sluitende morbiditeitsregistratie bestond niet in die tijd, maar er werden wel gegevens verzameld in ziekenhuizen. In het ziekenhuis van de Gemeentelijke Universiteit van Amsterdam bijvoorbeeld werden in 1886 en 1887 in totaal 760 syfilislijders verpleegd en per jaar circa 1600 patiënten poliklinisch behandeld.[12] Ruim een eeuw later, in 1996, werd op de polikliniek Geslachtsziekten van de Amsterdamse GGD bij een sterk gestegen inwoneraantal slechts 49 keer de diagnose syfilis gesteld, dat is bij 0,3% van het totaal aantal nieuwe consulten.[18] Opvallend is dat dit aantal in 1979 nog tienmaal zo hoog was. Die afname, met name onder homoseksuelen, is waarschijnlijk toe te schrijven aan het veilig vrijen dat sinds de opkomst van aids ingang heeft gevonden. Door de hoge incidentie kon de negentiende-eeuwse huisarts syfilis gemakkelijk diagnosticeren: de voorspellende waarde van de symptomen was daardoor hoog. De index van de eerste vijftig jaargangen van het *Nederlands Tijdschrift voor Geneeskunde* verwijst naar 55, veelal lange artikelen over syfilis in de jaren 1856 tot 1906. De therapeutische mogelijkheden waren toen echter gering. Moeilijk hanteerbaar was syfilis ook, doordat er vanwege de heersende seksuele moraal geheimzinnig over werd gedaan.[3]

Tegenwoordig is van taboeïsering nauwelijks meer sprake. Ook de behandeling levert, sinds de ontdekking van de penicilline, in het algemeen geen problemen meer op. De diagnose daarentegen is juist moeilijker te stellen, zoals blijkt uit de volgende drie casus.

Casus B

Patiënt B, een 35-jarige gehuwde man, kreeg epilepsie, waarvoor de neuroloog geen oorzaak kon ontdekken.[19] Hij bleek moeilijk in te stellen op antiepileptische medicatie en raakte in een status epilepticus, waarna hij lange tijd geheugenstoornissen hield. Hij werd tijdens een vakantie opnieuw opgenomen met een status epilepticus. Hij herstelde traag en hield geruime tijd een parese van de linkerarm en dysartrie. Hij was gedesoriënteerd en maakte een gedementeerde indruk. Routinematig uitgevoerde luesserologie bleek een positieve TPHA aan te tonen. Ook de liquor bleek positief, terwijl een MRI-scan afwijkingen in de ventrikels en in de witte stof aantoonde. De diagnose neurosyfilis werd gesteld. Later bleek dat tien jaar daarvoor de TPHA al positief geweest was bij een routineonderzoek wegens subfertiliteit. Destijds was dit geduid als fout-positief. Patiënt bleek onbeschermde homoseksuele contacten te hebben gehad. Zijn echtgenote bleek niet besmet. Hij kreeg penicilline, herstelde wel enigszins, maar kon niet meer zelfstandig wonen.

Door goed door te vragen, kan de huisarts ook bij aanvankelijke ontkenning van seksuele contacten achter de diagnose komen, zoals de volgende casus laat zien.

Casus C

Patiënt C, een 46-jarige man, meldde zich met een wondje op het preputium. Hij ontkende seksueel contact. Een week later kwam hij terug, omdat de plek er nog zat. Hij vertelde na enig aandringen dat hij anaal contact had gehad met zijn 18-jarige neef, bij wie hij in huis woonde. Er was inmiddels een geïndureerd ulcus op de penis. De luesserologie was positief en duidde op een recente infectie: TPHA+; VDRL zwak +, later 1:4; FTA-abs ++. Na consultatie werd hij behandeld met benzathinebenzylpenicilline 2,4 miljoen E op dag 1, 8 en 15. Gedurende drie jaar werd elk half jaar de VDRL gecontroleerd die na een jaar negatief werd (de TPHA blijft levenslang positief). Zijn neef bleek al enige tijd opgenomen in het ziekenhuis wegens onbegrepen klachten. Bij hem werd vervolgens ook syfilis vastgesteld.

Het toegeven van een incestrelatie is natuurlijk moeilijk voor een patiënt. Maar ook op onveilig vrijen blijkt in het aids-tijdperk een soort van taboe te rusten.

Casus D

Patiënt D, een 34-jarige man, kwam met zijn vaste vriend op het spreekuur met een zweertje aan de binnenzijde van de onderlip, met een zwelling submandibulair aan dezelfde zijde. Met een rood hoofd bekende hij enkele maanden geleden onbeschermd orogenitaal contact te hebben gehad met een andere man, die een wondje aan de basis van de penis had. De luesserologie was positief: TPHA +; VDRL 1:32; FTA-abs +. Hij werd verwezen naar de dermatoloog, die spirocheten aantoonde in een diagnostisch biopt van het ulcus en van enkele vage erythemateuze maculae op de romp. De diagnose werd gesteld op lues I-II. Hij werd behandeld als patiënt C. Zijn vriend bleek niet besmet. Voor bespreking van de hiv-problematiek werden zij verwezen naar de Dienst Geslachtsziektenbestrijding van de GGD.

Beschouwing

In vergelijking met de vorige eeuw zal de huisarts tegenwoordig minder snel aan syfilis denken. Toch is het stellen van de diagnose niet moeilijk, als de huisarts maar rekening houdt met de mogelijkheid, goed doorvraagt en aanvullend onderzoek laat verrichten. Een doeltreffende behandeling is mogelijk geworden en kan in eigen beheer geschieden, althans bij stadium I. Het negentiende-eeuwse taboe op syfilis lijkt plaats te hebben gemaakt voor gêne over onveilig vrijen. Stigmatisering door een soa is echter nog steeds actueel, zij het nu vaker in verband met aids. In de literatuur lijkt hiv syfilis te hebben verdrongen. Zo werden in het elektronische zoekmedium De Geïnformeerde Huisarts, met 3375 recente verwijzingen uit twaalf Nederlandstalige op de huisarts gerichte tijdschriften, 38 publicaties over hiv gevonden en maar drie over syfilis (twee over het nut van screening en één over syfilis bij hiv-geïnfecteerden).

Interessant vanuit historisch perspectief is vooral hoe de gezagsdragers op de besmetting reageerden. A werd niet van school verwijderd, ook al had hij een venerische ziekte opgelopen die hoe dan ook duidde op seksueel getinte activiteit, iets wat volstrekt haaks stond op de schoolnormen. De zaak werd afgedaan als een dwaze 'liefhebberij' en vervolgens deed iedereen er het zwijgen toe. De affaire staat niet vermeld in de notulen van de docentenvergaderingen, hoewel die van normafwijkend gedrag van leerlingen in het algemeen gedetailleerd verslag deden. A trof kennelijk geen enkele blaam. De verantwoordelijkheid voor het gebeurde legden de betrokkenen volledig bij het meisje dat A op een feestje had ontmoet. Zo behoefde er niets te gebeuren en kwam de school niet in opspraak.

Andere mogelijkheden voor het ontstaan van de besmetting, in casu homoerotische orale seks, heeft Bolle niet gesuggereerd. Of hij daar welbewust over heeft gezwegen dan wel uit onwetendheid of vooringenomenheid handelde, kan uit de archiefstukken niet met zekerheid worden afgeleid. Voor alle drie de veronderstellingen valt iets te zeggen. Bolle's rapport wekt op zijn minst de indruk dat hij wat marchandeerde met de waarheid. Zijn snelle conclusie over de oorzaak van de besmetting en het feit dat hij de ulceratie op het scrotum niet in zijn overwegingen betrok, lijken daarop te wijzen. Gezien de medische literatuur die in zijn tijd verscheen,[20] moet hij wel op de hoogte zijn geweest van wat destijds werd aangeduid als 'perverse geslachtsdrift'. Aan de andere kant was de aandacht van artsen toen echter vooral gericht op het tegennatuurlijke karakter van homoseksuele handelingen en niet op de gevolgen in termen van geslachtsziekten. In dat perspectief kan zijn handelwijze verklaard worden uit onwetendheid. Ten slotte zal ook vooringenomenheid een rol hebben gespeeld. In het negentiende-eeuwse debat over venerische ziekten werd de hoofdrol toegeschreven aan vrouwen, in casu aan prostituees.[3,4] En, in het verlengde daarvan, voor de medicus Bolle kennelijk ook aan vermeend promiscue meisjes die op feestjes onschuldige jongens tot zoenen verleidden.

Dankbetuiging

Met dank aan J.H. Schakelaar, huisarts, voor de gegevens over casus B, C en D.

Literatuur

1 Rijksarchief Zeeland (RAZ), Archieven van de (Rijks)opleidingen voor onderwijzers(-essen) en kleuterleid(st)ers en de daaraan verbonden instellingen te Middelburg (Archief Rijkskweekschool); archiefnummer 23.1.
2 Dr. J.G. Bolle aan de directeur van de Rijkskweekschool voor Onderwijzers te Middelburg, 25 maart 1883. RAZ, Archief Rijkskweekschool, 1.
3 Mooij A. Geslachtsziekten en besmettingsangst. Een historisch-sociologische studie 1850-1940. Amsterdam: Boom, 1993:38.
4 Stemvers FA. Geslachtsziektenbestrijding 1850-1880. Tijdschrift voor de Geschiedenis der Geneeskunde, Natuurwetenschappen, Wiskunde en Techniek 1981;1:1-25.
5 Vries P de. Kuisheid voor mannen, vrijheid voor vrouwen. De reglementering en bestrijding van prostitutie in Nederland, 1850-1911. Hilversum: Verloren, 1997:44-51.
6 Goffman E. Totale instituties [oorspronkelijke titel: The prison]. Rotterdam: Universitaire Pers, 1994.
7 Essen M van. Apotheose in Beverwijk. Het conflict op de Bisschoppelijke Kweekschool in historisch perspectief. In: Bakker N, Schreuder P (red). Kind en cultuur in opvoeding en onderwijs. Bijdragen aan de Zevende Pedagogendag. Groningen: Gion, 1996:162-71.
8 W.J. Wendel aan dr. J.G. Bolle, 24 maart 1883. RAZ, Archief Rijkskweekschool, 4.

9 Directeur Rijkskweekschool aan Minister van Binnenlandse Zaken, 18 april 1883. RAZ, Archief Rijkskweekschool, 4.
10 Persoonsdossiers. RAZ, Archief Rijkskweekschool, 76.
11 Sturgis FR. Two cases of syphilis, in one of which the primary lesion was seated on the internal surface of the eyelid, in the other on the cheek. Am J Med Science 1873:102-6.
12 Dugteren BGEW van. De syphilis en hare therapie [Dissertatie Universiteit van Amsterdam]. Haarlem: Bohn, 1888:7-9.
13 Directeur Rijkskweekschool aan de Heer R., 20 april 1883. RAZ, Archief Rijkskweekschool, 4.
14 Chanfleury van IJsselsteijn. Over de therapie der constitutioneele syphilis in de vroege perioden. Ned Tijdschr Geneeskd 1884;13:807-10.
15 Bouchet H. Histoire et évolution du traitement de la syphilis. La Revue du Practicien 1996;46:1064-6.
16 Meininger JV. Paul Ehrlich (1854-1915) en het salvarsan. Aere Perennius. Verslagen en Mededelingen uit het Medisch-Encyclopaedisch Instituut van de Vrije Universiteit 1979;32:4-9; 33:32-41.
17 Verhoef P. Geschiedenis van het genezen; de vroege receptie van het antisyphiliticum Salvarsan in Nederland (1910-1911). Ned Tijdschr Geneeskd 1996;140:2519-23.
18 Jaarverslag 1996 geslachtsziektenbestrijding GG&GD Amsterdam.
19 Rinkel GJ, Brouwers PJ, Lambrechts DA. Klinisch denken en beslissen in de praktijk. Een dirigent met epilepsie gevolgd door geheugenstoornissen. Ned Tijdschr Geneeskd 1997;141:723-6.
20 Hekma G. Homoseksualiteit, een medische reputatie. De uitdoktering van de homoseksueel in negentiende-eeuws Nederland. Amsterdam: SUA, 1987.

Once in a life time: de ziekte van Cushing

Henk Schers
Eerder verschenen in Huisarts Wet 2004;47(10):468-71.

Overproductie van bijnierschorshormoon door een centrale oorzaak leidt tot een bonte verzameling klinische verschijnselen. Hieraan is de naam verbonden van de Amerikaanse hersenchirurg Harvey Cushing.[1] Deze beschreef de ziekte van Cushing in het begin van de vorige eeuw.[2] De ziekte van Cushing moet onderscheiden worden van het syndroom van Cushing dat het klinische syndroom behelst, ongeacht de oorzaak. Behalve door de ziekte van Cushing kan het syndroom van Cushing worden veroorzaakt door tumoren van de bijnierschors of door exogene toediening van corticosteroïden. De ziekte van Cushing is voor de huisarts een witte raaf binnen het brede aanbod aan kleine kwalen en alledaagse ziekten.

Tijdens mijn opleiding gaven hooggeleerde endocrinologen nog vele uren college over de ziekte van Cushing. De redenen hiervoor lijken duidelijk: de pathofysiologie van de aandoening is interessant, de didactische potentie groot en de verschijningsvorm indrukwekkend. En het aardige is dat zelfs een gewone huisarts deze zeldzame aandoening wel eens te zien krijgt.

Ik had in tien jaar huisdokteren nog nooit iemand met de ziekte van Cushing gezien. De overgeslagen menstruatie bij de 18-jarige Betty deed me er in het eerste consult dan ook helemaal niet aan denken. De striae op de benen in het tweede consult een klein beetje, maar echt serieus dacht ik er nauwelijks aan. Uiteindelijk zorgde een terloopse opmerking van de praktijkassistente: 'Ze is toch wel dik geworden', dat de diagnose zich in een flits openbaarde.[3]

In deze klinische les doorloop ik aan de hand van mijn ontmoetingen met Betty de vroege aanwijzingen voor het bestaan van de ziekte van Cushing, de diagnostiek, de hedendaagse behandeling en de zorg door de huisarts tijdens het beloop van de ziekte. Omdat Betty het onderwerp is in deze klinische les, heb ik haar gevraagd er ook zelfs iets over te schrijven. Haar eigen tekst staat in de kaders.

Betty

De 18-jarige Betty heeft een afspraak op mijn spreekuur. Ze woont thuis met haar jongere broertje en haar beide ouders. Ik heb haar nog nooit gezien. Ruim vier jaar geleden bezocht ze voor het laatst een van mijn collega's met wat schilfering in het gezicht. Ze komt nu samen met haar moeder.

De eerste aanwijzing: een overgeslagen menstruatie

Betty lijkt een vriendelijke, wat introverte adolescent. Op het eerste oog vallen me vooral haar overgewicht, een vettige huid en het puisterige gezicht op. Ze is scholiere en werkt in haar vrije tijd bij de dorpskruidenier. Haar klacht is dat ze nu al twee keer een menstruatie heeft overgeslagen en ze vraagt zich af of dit kwaad kan. Betty geeft aan dat er in de afgelopen maanden veel dingen zijn gebeurd die de nodige stress veroorzaakten. Ze is zeker niet zwanger. Ik begrijp dat haar gewicht recent niet veranderd is. Ook het beharingspatroon is onveranderd. Ze klaagt wel over haar benen die dikker worden en lelijke strepen gaan vertonen. Bij het lichamelijk onderzoek vind ik aan de buik geen bijzonderheden, het beharingspatroon is normaal en er zijn inderdaad wat rozige striae op de billen en bovenbenen. Dat lijkt me op zich niet vreemd bij het overgewicht op deze leeftijd.

> Het hele verhaal is begonnen met de menstruatie die wegbleef. Het is me wel eens verteld dat het een keer uit kon blijven, maar twee maanden achter elkaar was volgens mij niet goed. We besloten hiervoor naar de huisarts te gaan omdat die mij misschien wel kon geruststellen. Ik wist niet wat dit kon betekenen. Kon ik nou geen kinderen krijgen of zat er ergens iets verstopt? Ik begon me de ergste scenario's al te bedenken: als het maar geen inwendig onderzoek zou worden! Maar dit viel achteraf mee. Ik kreeg een hormoonkuurtje om de menstruatie weer op te wekken en dit lukte.

Ik overweeg dat een overgeslagen menstruatie in de huisartsenpraktijk geen zeldzame klacht is. Meestal heeft het te maken met stress, intensieve sportieve training of met pilgebruik. Soms is er sprake van zwangerschap.

Bij Betty denk ik vooral aan een amenorroe door stress. Stress beïnvloedt de cyclus doordat in die situatie endogene corticosteroïden worden geproduceerd. Eventueel zou er ook iets hormonaals aan de hand kunnen zijn zoals polycysteuze ovaria of iets met de schildklier. Bij polycysteuze ovaria zijn door onbekende oorzaak de LH-spiegel en het oestrogeengehalte verhoogd. Dit leidt tot remming van het FSH, waardoor de ovulatie kan uitblijven. Datzelfde geldt wanneer er een functiestoornis van de schildklier is. Bij Betty laat ik hormonale screening voorlopig maar even zitten.

Uitleg geven en rustig afwachten tot de menstruaties zich herstellen is bij een uitblijvende menstruatie meestal de juiste aanpak. Ik bespreek met Betty dat de verschijnselen waarschijnlijk te maken hebben met de stress en dat we mede om haar gerust te stellen een onttrekkingsbloeding kunnen opwekken met medicijnen. We kunnen dan zien of baarmoeder en eierstokken nog goed werken. Ze wil dat graag, en ik besluit om haar tien dagen lynestrenol voor te schrijven. Verder beloof ik nog eens na te vragen wat de behandelingsmogelijkheden zijn met betrekking tot de striae. Ik vraag haar terug te komen na de onttrekkingsbloeding.

De tweede aanwijzing: strepen op de benen

Het volgende consult is kort. Betty vertelt me dat ze tevreden is. Na het innemen van de medicijnen heeft ze weer gewoon gemenstrueerd. Dat heeft haar gerustgesteld. Ze vertelt me dat de striae wel zijn gebleven en zelfs een beetje zijn toegenomen. Ik heb nog niet naar behandelmogelijkheden gezocht. Ik maak een digitale foto – we zijn net begonnen met teledermatologie – en stuur die per e-mail naar een dermatoloog. Het antwoord laat even op zich wachten.

De derde aanwijzing: een terloopse opmerking

Uiteindelijk bericht de dermatoloog dat het inderdaad lelijke striae zijn en dat daaraan weinig te doen valt: 'Dat zie je wel vaker bij snelle toename van het lichaamsgewicht.' Hij adviseert een huidtherapeute, en meldt dat voor de academische volledigheid nog gedacht zou kunnen worden aan een hormonale screening. Dat lijkt me inderdaad wat ver gezocht. Ik zal Betty in de komende dagen gaan bellen met het advies om een huidtherapeute te raadplegen. Nog voor ik Betty heb gebeld, vertel ik tijdens de koffiepauze aan een van de assistentes dat de e-mail eindelijk binnen is. Ze zegt dan terloops dat Betty erg veranderd is in het afgelopen jaar: 'Gek hè, een jaar geleden zag ze er nog best leuk uit.'

Plotseling schiet het door mijn hoofd: ik zie in een flits het plaatje uit een oersaaie collegesyllabus van bijna twintig jaar geleden. Dit moet een Cushing zijn. Zonder het nog eens na te zoeken bel ik Betty dat ik wat bloed wil prikken. Binnen enkele dagen blijkt hieruit dat het nuchtere cortisol verhoogd is.

> Mijn omgeving ging zich er ook mee bemoeien. Mensen die mij een lange tijd niet hadden gezien, maakten wel een opmerking over mijn lichaam of gewicht. Ik was vooral opgeblazen in mijn gezicht. Tijdens een verjaardag durfde ik al geen stukje gebak te nemen omdat ik bang was voor de reacties die ik zou krijgen. Zoiets komt erg hard aan. Eén keer ben ik in huilen uitgebarsten en wilde ik niet meer zo zijn. Ik was jaloers op de mensen die wel in de mooie strakke trendy kleren rondliepen en die in het weekend gingen stappen. De hele periode waarin ik ziek was heb ik in kleding gelopen die alles zoveel mogelijk bedekte. Ik schaamde me eigenlijk zonder te weten wat er met me aan de hand was.

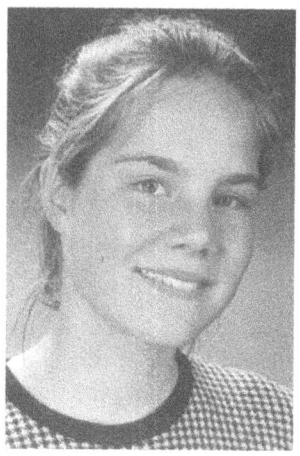

▲ *jeugdfoto van Betty*

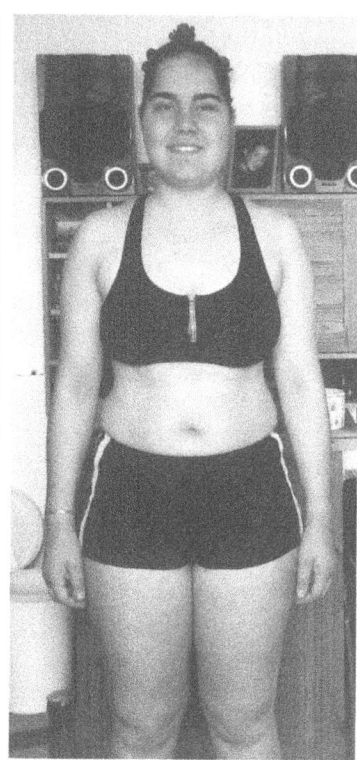

Betty voor de operatie ▶

Terugkijkend kunnen we bij Betty nogal wat verschijnselen vaststellen die passen bij de ziekte van Cushing: amenorroe, striae, acne, obesitas en het vollemaansgezicht. De herkenning verliep echter niet door inductie of het combineren van verschijnselen, maar door een typische 'flitsdiagnose'.[3] Andere verschijnselen die vaak vóórkomen zoals hoge bloeddruk, glucose-intolerantie, osteoporose en stemmingsstoornissen zijn in de consulten niet aan de orde geweest.

De ziekte van Cushing is zeldzaam. De huisarts komt de ziekte in zijn actieve loopbaan meestal niet tegen. De gemelde incidentie is 0,1 tot 1,0 per 100.000 per jaar.[4] En hoewel de kans op het diagnosticeren van een patiënt dus bijzonder laag is voor de individuele huisarts, zullen in het komende jaar toch tussen de 15 en 150 huisartsen een nieuw geval ontdekken. Het overgrote deel van deze gevallen wordt veroorzaakt door een klein adenoom in de hypofyse. Dit adenoom produceert corticotropine (ACTH). Normaliter wordt de aanmaak van ACTH in de hypofyse gestimuleerd door het *corticotropin-releasing hormone* (CRH) uit de hypothalamus. ACTH stimuleert op zijn beurt de bijnieren tot productie van cortisol. De cortisolspiegel heeft een remmende invloed op de afscheiding van ACTH. De cortisolspiegel in het bloed kent een dagritme met een piekwaarde in de ochtend en een dalwaarde in de avond. Bij de ziekte van Cushing wordt dit dagritme verstoord. Ook in allerlei andere situaties, zoals bij stress, depressie, pijn en infecties kan deze verstoring van het dagritme optreden. Ook hierbij kunnen de avond- en nachtwaarden verhoogd zijn. De verhoogde cortisolspiegel in het bloed is de oorzaak van de klinische verschijnselen. Ik bepaalde bij Betty het nuchtere cortisol, maar achteraf is dat eigenlijk geen goed diagnosticum. Andere bepalingen zoals de 24-uurs-cortisoluitscheiding in de urine of de korte dexamethasonsuppressietest zijn veel gevoeliger.[5] De korte dexamethasonsuppressietest is een screeningstest die poliklinisch wordt uitgevoerd: 's avonds wordt 1 mg dexamethason toegediend. Dit leidt bij gezonden – door remming van het ACTH – tot verlaagde cortisolspiegels in de ochtend. Bij de ziekte van Cushing is dat veel minder het geval omdat de cortisolspiegel nauwelijks te onderdrukken is door dexamethason. Onvoldoende daling van de ochtendcortisolwaarde zal dan ook leiden tot verder onderzoek; een sterke daling sluit de ziekte van Cushing uit.

De verdere diagnostiek en behandeling

Het algemeen ziekenhuis

Ik bel Betty op en vertel haar dat ik denk aan een hormonale ziekte. Als ze naar het spreekuur komt, blijkt de bloeddruk normaal: 130/78 mmHg. Ik verwijs haar naar de perifere internist om het verder uit te zoeken. Deze doet een 'lange dexamethasonsuppressietest'. De uitslag wijst sterk in de richting van de ziekte van Cushing.

Voor de lange dexamethasonsuppressietest is een klinische opname van minimaal twee dagen nodig; deze test is gevoeliger en specifieker dan de korte test. Hierbij dient men acht doses dexamethason toe met intervallen van zes uur. De doseringen dexamethason, soms in opklimmende dosering, die in de literatuur worden beschreven, lopen uiteen en de interpretatie van de uitslagen is niet eenvoudig.[5-8] Naast de lange suppressietest worden nog vele andere tests beschreven, waaronder de nachtelijke bepaling van het serumcortisol, de 'overnight dexamethasontest' en de intraveneuze dexamethasontest. Deze tests liggen op het terrein van de specialist.

> In het ziekenhuis kwam ik bij een internist terecht en die vertelde mij dat de ziekte die ik had erg slecht was voor mijn hele lichaam en consequenties had voor mijn verdere leven. Er moest iets aan gedaan worden of ik het wilde of niet. Hij vertelde mij dat ik er binnen een maand vanaf was.
> Ik werd een week lang opgenomen voor allerlei hormoontestjes. Deze testjes vielen mee. Na deze week moest ik nog een keer terugkomen voor een test. Tussentijds moest ik viermaal daags medicijnen nemen die er alvast voor zorgden dat ik afviel zodat de operatie soepeler zou verlopen.

Het academisch ziekenhuis

Betty wordt na het stellen van de diagnose verwezen naar de academische collega. Bij nader inzien had ik dat beter meteen kunnen doen. De expertise in een perifeer ziekenhuis is beperkt en de uiteindelijke chirurgische behandeling kan men er meestal niet uitvoeren.

De academische endocrinoloog concludeert dat er sprake is van een hypofysaire ziekte van Cushing. Op de MRI-scan wordt een deviatie van de hypofysesteel gezien, wat kan wijzen op een adenoom. Betty wordt op de wachtlijst geplaatst voor een transsfenoïdale hypofyse-exploratie. In de tussentijd wordt ze ingesteld op metyrapon dat de perifere cortisolsynthese remt, en daarnaast krijgt ze dexamethason om in de steroïdbehoefte te voorzien. Bij stress, ziekte of koorts neemt de steroïdbehoefte sterk toe en dan moet de medicatie worden aangepast. Het vigerende advies is om bij koorts de dosering dexamethason per graad temperatuursstijging op te hogen (38 °C dosering verdubbelen; 39 °C verdriedubbelen, 40 °C verviervoudigen), en bij stress zoals een rijexamen de dosering te verdriedubbelen. Overleg met een internist is in die gevallen natuurlijk ook mogelijk. Vaak krijgen patiënten hiervoor richtlijnen mee in de vorm van een patiëntenfolder.

Ik probeer Betty een paar keer thuis te bezoeken, maar ze is alweer aan het werk. Uiteindelijk tref ik haar toch. Ik bespreek met haar nog eens dat ze bij ziekte en koorts erop moet toezien dat ze extra medicijnen krijgt, maar dat weet ze natuurlijk allang.

> Toen ben ik opgenomen in het UMC. Daar moest ik die test weer opnieuw doen samen met wat andere testjes. Dit heeft ook weer een week geduurd. Er was mij al verteld dat ik een ander onderzoek zou kunnen krijgen als de test geen duidelijkheid gaf. Hier zag ik tegenop. Ik hoopte maar dat dit niet hoefde. Maar helaas. Toen ik na een dag werken thuiskwam kreeg ik het te horen. Het moest toch! Langzaam rolden me de tranen over mijn wangen... Weer werd ik een week opgenomen. Het onderzoek viel achteraf mee. Niet dat ik het met plezier overdoe, maar als het moet... Gedurende de onderzoeken ben ik een aantal keren door een MRI-scan geweest. Na het laatste onderzoek wisten ze waar ze me aan moesten opereren.

Al met al duurt het stellen van de diagnose erg lang. Pas na een halfjaar is er zekerheid. De wachttijd tot de operatie duurt dan opnieuw een halfjaar.

Precies één jaar na het consult vanwege de wegblijvende menstruaties wordt Betty geopereerd. Omdat ik in de buurt ben, bezoek ik haar in het ziekenhuis enkele dagen na de operatie. Ik weet niet zo goed wat ik moet verwachten, maar hoop dat ze een beetje aanspreekbaar is. Ik verwacht veel medische apparatuur rondom het bed.

De geslaagde transsfenoïdale ingreep

De werkelijkheid blijkt anders. Als ik haar kamer binnenloop, zit ze aangekleed op bed, de tas ingepakt voor de thuisreis. De operatie stelde blijkbaar weinig voor, ze mag vandaag al naar huis. Transsfenoïdale hypofysectomie is de ingreep van keuze bij de ziekte van Cushing. Het succespercentage ligt op

80-90%.[4,9] Na de operatie is het nodig om enige tijd exogene corticosteroïden te gebruiken. Het kan al met al vier tot twaalf maanden duren voordat het feedbackmechanisme van de hypothalamus-hypofyse-bijnieras zich heeft hersteld. De medicatie kan dan uitgeslopen worden. Minder dan 10% van de geopereerden krijgt verschijnselen van hypopituïtarisme.[9]

Na de opname

Als ik Betty na haar thuiskomst wil bezoeken, blijkt ze opnieuw alweer aan het werk. Ze voelt zich blijkbaar goed. Ik zie haar pas driekwart jaar later terug. Ze is dan met haar vriend die ze getroffen heeft op de polikliniek endocrinologie. Ze komt nu voor klachten die van doen hebben met het gewone huisartsenwerk. Ze voelt zich verder uitstekend en gebruikt nog steeds een half tabletje dexamethason per dag.

Uit het beperkte onderzoek dat verricht is naar de prognose na operatieve behandeling blijkt dat de levensverwachting voor patiënten met de ziekte van Cushing normaal is. Toch lijkt de gemiddelde kwaliteit van leven van patiënten op de langere termijn wat verminderd. Dit geldt voor het sociaal, emotioneel en fysiek functioneren en voor de vitaliteit.[10] In een Fins onderzoek hervatte desondanks ruim 80% van de patiënten het werk.[11]

> De striae beginnen al weg te trekken en ik ben al 8 kg kwijt. Mijn gezicht is niet meer opgeblazen en mijn haar begint weer dikker te worden en mijn menstruatie is teruggekomen. Dit zijn allemaal tekenen dat het goed met me gaat. We zijn er nog lang niet, maar beetje bij beetje, stukje bij stukje komt het allemaal goed. Ik ben blij dat dit allemaal achter de rug is en dat ik weer als een gezond persoon door het leven kan.

Conclusies

De ziekte van Cushing is zeldzaam en de huisarts zal de diagnose niet vaak in zijn differentiële diagnostiek betrekken. Deze casus laat zien dat het af en toe goed is er toch aan te denken. Bij onbegrepen gewichtstoename, een opgeblazen gelaat, bij het ontstaan van roze striae of bij ribfracturen zonder flink trauma bij jonge mensen is het goed om de diagnose te overwegen. Gericht vragen stellen en zoeken naar andere verschijnselen is dan genoeg. Dat kan zonder aanvullende diagnostiek. Eigenlijk is een serieus klinisch vermoeden voldoende voor verwijzing. Het eigen vermoeden serieus nemen blijkt dan het belangrijkste. In de huisartsenpraktijk is bij twijfel een 24-uursbepaling van het cortisol in de urine of een korte dexamethasonsuppressietest aan de hand van het *Diagnostisch Kompas*[5] eenvoudig uit te voeren. Uitgebreidere diagnostiek en behandeling zijn het terrein van de gespecia-

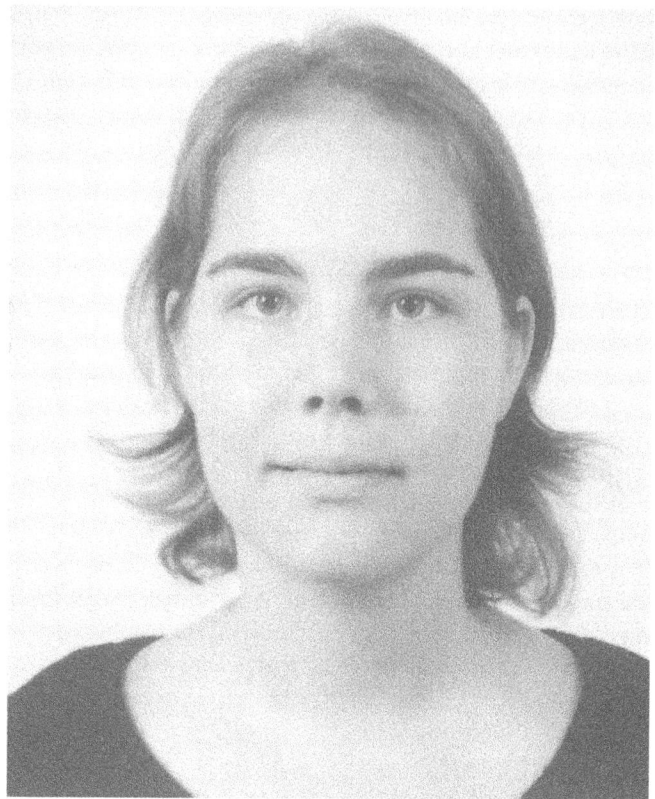

Betty één jaar na de operatie.

liseerde endocrinoloog. Het diagnostische en preoperatieve traject is erg lang.

Uiteindelijk werd Betty bijna een jaar na de verwijzing pas geopereerd. Het is dan aftasten of ongevraagde tussentijdse contacten op prijs worden gesteld. In de vaak langdurige periode dat de hypothalamus-hypofyse-bijnieras slecht functioneert, is het voor de huisarts goed om te weten dat patiënten als Betty bij koorts en ziekte extra corticosteroïden toegediend moeten krijgen.

Literatuur

1 Beijer T, Apeldoorn CGL. Woordenboek van medische eponiemen. Houten/Diegem: Bohn Stafleu Van Loghum, 1996.
2 Cushing H. Medical Classic. The functions of the pituitary body: Harvey Cushing. Am J Med Sci 1981;281:70-8.
3 Jongh TOH de, Ruijven AGH van. Waarom sluiten NHG-standaarden onvoldoende

aan bij de diagnostiek van de huisarts? Diagnostiek op basis van kennis en ervaring. Huisarts Wet 2000;43:340-2.
4 Boscaro M, Barzon L, Fallo F, Sonino N. Cushing's syndrome. Lancet 2001;357:783-91.
5 Commissie Aanvullende Diagnostiek van het College voor zorgverzekeringen. Diagnostisch Kompas. Amstelveen: College voor zorgverzekeringen, 2003.
6 Levy A, Lightman SL. Diagnosis and management of pituitary tumours. BMJ 1994; 308:1087-91.
7 Newell-Price J, Grossman A. Diagnosis and management of Cushing's syndrome. Lancet 1999;353:2087-8.
8 Hurel SJ, Kendall-Taylor P, Baylis PH. Pituitary tumours. BMJ 1994;309:130.
9 Aken MO van, Singh R, Berge JH van den, Tanghe HL, Pieterman H, Herder WW de. Ziekte van Cushing: succesvollere chirurgie door verbeterde preoperatieve tumorlokalisatie. Ned Tijdschr Geneeskd 1996;140:1455-9.
10 Lindholm J, Juul S, Jorgensen JO, Astrup J, Bjerre P, Feldt-Rasmussen U, et al. Incidence and late prognosis of cushing's syndrome: a population-based study. J Clin Endocrinol Metab 2001;86:117-23.
11 Pikkarainen L, Sane T, Reunanen A. The survival and well-being of patients treated for Cushing's syndrome. J Intern Med 1999;245:463-8.

Valkuilen bij overleg over euthanasie

F.H. Weisz en J.L.L. Stam

Eerder verschenen in Huisarts Wet 1999;42(10):461-5. In 2000 is de NHG-Casuïstiekprijs aan de auteurs toegekend.

Samenvatting

- Bij euthanasie is goed overleg nodig tussen alle betrokkenen. Bij eensgezindheid gaat het meestal goed, maar als de meningen verschillen, kunnen de emoties hoog oplopen. Vier gevallen worden beschreven waarin het overleg moeilijk verliep. De moeilijkheden hielden onder andere verband met dwingend gedrag, vakantiewaarneming en 'te weinig sympathie'. In een terugblik wordt getracht sommige valkuilen te verduidelijken, zodat deze voorzien en vermeden kunnen worden. De huisarts is tegelijkertijd deskundige, partij met eigen belangen en gespreksleider, een lastige combinatie. Als de sfeer van overleg niet goed is, kan het helpen dit vroeg te beseffen en zo nodig aan de orde te stellen. Dwingend gedrag vraagt om een aangepaste reactie; die is te vinden via de vraag wat het betekent. Voor een vakantiewaarnemer vormt een euthanasievraag een grote belasting. In voorzienbare gevallen moet de eigen huisarts zoveel mogelijk van tevoren regelen. Tot slot wordt kort ingegaan op de vraag 'wat is een reëel behandelingsperspectief?'

Inleiding

Een arts die overweegt om hulp bij levensbeëindiging te geven, heeft een lange weg te gaan. Die weg is terecht geplaveid met zorgvuldigheidseisen, maar ook voorzien van valkuilen, vaak bedekt met een vliesdun laagje bladeren,[1] zodat je ze niet zomaar ziet. Artsen zijn al vaak in zulke kuilen gevallen. Deels is dat bekend geworden door jurisprudentie, deels is het verborgen gebleven door sepots, die binnen de kamer van het openbaar ministerie bleven. En een groot deel is onzichtbaar gebleven, doordat artsen niet voldeden aan de meldingsplicht.

Wij willen in dit artikel een aantal valkuilen signaleren, waarin wij zelf net wel of net niet gevallen zijn. Gestrande schepen kunnen bakens zijn voor anderen. Wij beschrijven onze ervaringen en verbinden daaraan een aantal vragen, met soms ook antwoorden of adviezen.*

Niet naar een verpleeghuis

Onaangenaam getroffen, wist ik niet zo gauw wat ik moest zeggen. De vriendin van de heer Van Straten had me zojuist een papier in de bekende kleur van de Nederlandse Vereniging voor Vrijwillige Euthanasie overhandigd. Het was halverwege mijn ochtendspreekuur toen ze mij, op weg naar de wachtkamer om een patiënt op te halen, in de gang aanschoot. 'Ik wilde het u persoonlijk geven en niet aan de assistente', en ze maakte aanstalten te vertrekken. Inmiddels had ik al wel in de opengeslagen verklaring gelezen dat de heer Van Straten euthanasie wilde ingeval hij naar een verpleeghuis moest. 'Maar ik wil er wel een keer over praten', kon ik nog net zeggen voor ze het pand verliet. Dit wil ik niet meer, was de gedachte die zich aan mij opdrong. Het was niet de eerste keer dat patiënten terloops of via de assistente een verklaring overhandigden waarin werd beschreven onder welke omstandigheden euthanasie bij de patiënt diende te worden uitgevoerd door de dokter. Door mij dus. Opvallend vaak was een van die omstandigheden een onvermijdelijk geworden opname in een verpleeghuis.

Juist daar had ik de laatste drie jaar veel ervaring en emoties liggen. In de loop van die tijd was mijn visie op het verpleeghuis veranderd van een naargeestig oord tot een plek waar, onder grote werkdruk, vaak met veel zorg en toewijding bijzondere en ontroerende dingen gebeuren, en waar ik zelf met veel verdriet heel langzaam afscheid van mijn moeder had kunnen nemen. Voor mij had het niet sneller moeten gaan. Of dat voor haar ook gold, weet ik niet; ze is er nooit over begonnen. Professioneel weet ik dat dit voor mijn patiënten heel anders kan liggen, maar bij dit soort emotionele zaken loopt een en ander toch wel eens door elkaar. Is eigen 'ervaringsdeskundigheid' hier meer blokkerend dan helpend?

De heer Van Straten was acht maanden in de praktijk, toen mij deze brief werd overhandigd. Hij had een half jaar eerder in een verpleeghuis gelegen en uit het dossier bleek dat men daar destijds vond dat hij te slecht was om naar huis te gaan. De patiënt heeft amyotrofische lateraalsclerose; hij moest uit bed worden getakeld om te worden gewassen, hij moest worden gevoerd, en hij was moeilijk te verstaan.

---

* Sommige gegevens in dit artikel zijn veranderd om de anonimiteit van de betrokkenen te waarborgen.

Toen ik een paar weken zijn huisarts was, werd ik bij de patiënt thuis gevraagd voor een bijeenkomst met de wijkverpleegkundige en de gezinsverzorgende. Niet alles bleek goed te lopen; er moest zoveel hulp worden ingezet, dat de benodigde zorg 'eigenlijk' niet binnen de tijd en het budget van de thuiszorg kon worden gerealiseerd. Maar de man en zijn vriendin wilden beiden dat hij thuis zou blijven. Ik vond (en vind) dit een legitieme wens, ik wilde van alles doen om mee te helpen dit te realiseren.

In de daaropvolgende maanden begon mijn beeld wat te 'schuiven'. Van wijkverpleegkundigen hoorde ik dat de verpleging erg zwaar was en nauwelijks meer te doen. Ook leek de sfeer niet goed. 'Nooit zijn ze je een beetje dankbaar,' zei de een.

'Als je denkt dat je klaar bent, vragen ze, alsof ze daar het volste recht op hebben, nog iets te doen, en elke keer gebeurt dat weer,' zei de ander. Tijdens de verzorging, die uren tijd nam, was de patiënt meestal zwijgzaam. Ook zelf begon ik de begeleiding moeilijk te vinden.

Een dag na de ontvangst van de euthanasieverklaring sprak ik de wijkverpleegkundige. Toen bleek dat haar hoofd een week eerder aan de betrokkenen had verteld dat dezelfde extra hulp nog voor twee maanden kon worden gegarandeerd, en daarna niet meer. De patiënt en zijn vriendin waren het er – zoals gebruikelijk – niet mee eens.

Had het euthanasieverzoek moeten fungeren als bliksemafleider? Dat vroeg ik mij later af. Mijn twijfel werd groter, maar een gesprek bleek niet goed mogelijk en het stel koos voor een andere huisarts.

Het voorval stimuleerde mij om eindelijk ernst te maken met een vaag plan: het schrijven van een verklaring over mijn opvattingen en gevoelens over euthanasie: een open brief aan mijn patiënten.[2]

Commentaar

Een vraag om euthanasie is een oplossing voor een probleem dat vraagt om verdere uitdieping.

De achtergronden van die vraag kunnen heel verschillend zijn. De dokter zal zich daar soms gemakkelijk in kunnen vinden, soms moeilijk of in het geheel niet.

Wat betekent voor deze patiënt een verpleeghuis? Wat waren daar zijn negatieve ervaringen? Zouden die voor een ander verpleeghuis ook gelden? Zou hij een keer een kijkje willen nemen in een ander verpleeghuis? Al deze vragen zijn relevant voordat de probleemstelling van de patiënt duidelijk wordt.

Wat betreft de waarde en status van de eigen wilsverklaring hebben patiënt en arts vaak een verschillende visie, is onze ervaring. Wat zwart-wit gesteld komt dat erop neer, dat deze verklaring voor veel patiënten het karakter heeft van een (eenzijdig ondertekend) contract; voor de meeste artsen is het een verklaring waarin een mogelijke wens voor de toekomst wordt verwoord.

Naar aanleiding van deze casus hebben we in onze praktijk besloten, dat iedere keer wanneer een euthanasieverklaring wordt opgestuurd of aan de assistente wordt overhandigd, door de assistente een afspraak voor het spreekuur wordt gemaakt.

Niet on speaking terms

De heer Vermeer had een zeer ernstige leveraandoening. Zijn dochter kende mijn 'open brief' over euthanasie, en wilde die aan haar vader voorlezen. Maar meneer Vermeer had daar geen boodschap aan. Hij wilde binnenkort een spuitje, en zijn vrouw ging het niet aan. De stilte die ik daarop liet vallen, vulde hij met een ander onderwerp.
Tijdens een van de volgende bezoeken kreeg het echtpaar woorden met elkaar, en de echtgenote zei toen tegen hem: 'Als je zo over me denkt, dan kan je nu naar het verpleeghuis vertrekken.' Ik probeerde te bemiddelen, maar mijn inbreng kreeg weinig aandacht.
Ik kende deze man al geruime tijd. Hoewel het inloopspreekuur al tien jaar eerder was afgeschaft, liep hij regelmatig het praktijkgebouw binnen zonder een afspraak te hebben gemaakt. Ik had hem hierop een paar maal aangesproken, maar zonder resultaat. Hij hoorde mij aan, sprak mij niet tegen, maar het hielp niet.
Een week later werd ik geroepen, omdat de man benauwder was geworden. Al in de deuropening zei de echtgenote: 'Er moet iets gebeuren: of hij moet geopereerd worden (aan zijn lever) of hij moet dood.' Er is dus niets veranderd sinds vorige week, was mijn gedachte. Ik had gehoopt op een soort doorbraak, zoals je die vaak in enigerlei vorm ziet in de terminale fase. Vervolgens ging alles mis. Tot een persoonlijk gesprek is het nooit gekomen. Een week vakantie kwam er tussen en mijn collega (ik dacht dat ik de patiënt redelijk had overgedragen) begroette mij na terugkomst met: 'Vermeer is dood en er was niks door jou geregeld voor zijn euthanasie.' Met steeds hogere doses morfine was de patiënt aan zijn eind gekomen. In teamverband hebben we een en ander uitvoerig besproken, nadat ik eerder met de echtgenote en enkele kinderen van gedachten had gewisseld over de gang van zaken, waarbij er flinke kritiek op mij werd geuit.

Achteraf denk ik dat ik over deze patiënt consultatie of supervisie had moeten vragen, zodat mijn handelen niet was blijven steken in een wat mopperig relaas tegen een van mijn collega's over de bizarre en weerzinwekkende taferelen die ik daar gemeend had te zien. In dit soort gevallen kan de dokter hopen dat er in de resterende dagen een wending komt van welke aard dan ook. Zoals een verandering van het emotionele klimaat bij patiënt en/of familieleden. Uitstel levert in die zin soms wat op, soms zijn er negatieve gevolgen voor patiënt, familie en de dokter.

Naar aanleiding van deze casus dringt een andere gedachte zich op: mensen gaan dood zoals ze geleefd hebben. Ruzie, wantrouwen en verwijten kunnen ook dit laatste traject kenmerken. Het is pijnlijk om daarbij aanwezig te zijn, maar het is mogelijk een troostrijke gedachte dat de wijze van doodgaan een spiegel is van het geleefde leven, waaraan de dokter ook niet veel kan veranderen.

Een van de zaken die me bij deze casus duidelijk werd, is dat ik alleen euthanasie kan uitvoeren, als ik met de mensen in contact kan komen over hun ziekte en lijden, over hun twijfels, en over de achtergronden waarom euthanasie als laatste en enige uitkomst wordt gezien. Hun bereidheid om dit verzoek al of niet met de familie te delen weegt voor mij ook zwaar, heeft de geschiedenis mij geleerd.

Vakantiewaarneming

Collega Peter A ging twee weken met vakantie. Hij schreef een overdracht voor acht zieke patiënten en stelde voor om gezamenlijk nog iemand te bezoeken. Op de laatste vrijdag voor zijn vakantie gebeurde dat.
Mevrouw De Vries, 86 jaar oud, woonde in Amsterdam-Oost, wel wat ver buiten de wijkgrenzen die in onze waarneemgroep waren afgesproken, maar 'kortgeleden verhuisd' en 'oude banden'. Een magere vriendelijke vrouw met wervelmetastasen van borstkanker. Na chemotherapie 'uitbehandeld', in bed met thuiszorg, en met diclofenac en een klein beetje morfine als medicatie. Elke dag even in de stoel, wanneer haar bed werd opgemaakt. Zij had vijf kinderen; drie van hen woonden dichtbij en kwamen geregeld, en de jongste dochter, 50 jaar oud, was bij haar toen wij op bezoek kwamen. We spraken af dat ik haar in de komende weken een paar keer zou bezoeken en dat zij bij nieuwe moeilijkheden 'altijd' mocht bellen. Aan het eind van ons gesprek zei collega A nog tegen mij: 'We hebben ook over levensbeëindiging gesproken. Als het erger wordt, wil zij daarvoor mijn hulp vragen, maar zij wil wachten tot ik weer terug ben, nietwaar mevrouw De Vries?'
(Ja dokter).
Toen we terugreden, zei ik: 'Zeg Peter, hoe ver ben je met haar in het overleg over euthanasie? Al een paar keer over gesproken?'
'Nee, pas één keer.'
'Heb je al iets ondernomen in de richting van een consulent, een apotheker?'
'Nee, dat komt wel als ik terug ben.'
Ik was er niet gerust op, maar bij twee visites in de volgende week leek het mee te vallen. Er waren wat meer analgetica nodig en ze had minder eetlust. Wel zei ze: 'Als het nog erger wordt, wil ik niet meer verder leven.'
Op de donderdag van de tweede week werd een spoedvisite aangevraagd. Bij het overstappen van bed naar stoel was zij gevallen. Pijn in de linkerlies. Het been, verkort, lag met de voet ver naar buiten gedraaid: een collumfractuur. Toen ik haar dit vertelde, zei zij: 'Ik wil niet meer naar het ziekenhuis. Ik wil thuis sterven, helpt u mij?'

Voor die dag werden wij het eens over meer pijnstillers en 'neem een dag om er eens goed over na te denken, morgen kom ik terug'. Een zoon van 63 jaar was nu bij haar. Toen die mij uitliet, zei hij: 'We rekenen op u dokter, want het gaat zo niet langer.'

Terugrijdend, besefte ik dat het net zich sloot. In de eerste plaats rondom de patiënte, maar ook om mij. In mijn binnenzak voelde ik de vliegtickets voor onze vakantiereis naar Venetië, twee dagen later. En morgen, vrijdag, een laatste praktijkdag met veel extra drukte. Hoe in de race van zo'n dag ook nog een zorgvuldige euthanasie te plannen? Koortsachtig begon ik te zoeken naar uitwegen.

- Haar toch laten wachten met meer pijnstilling, tot haar eigen huisarts terug was? Hij is er maandag weer, nog vier dagen. Maar zo'n eerste werkdag is ook erg druk, dan wordt het voor mevrouw De Vries wel vijf of zes dagen wachten.
- Tussen mijn vertrek en zijn thuiskomst is er nog een weekenddienst, maar voor de weekendwaarnemer zal het nog veel moeilijker zijn.
- Vandaag alles versnellen? Nee, een dag uitstel voor haar beslissing over een ziekenhuisopname of een snelle dood vind ik toch beter.

Ik ging wel naar mijn apotheker, legde hem uit hoe de zaken ervoor stonden en kreeg een ruime voorraad euthanatica mee (volgens richtlijnen van de KNMP).

Op vrijdagochtend om 12 uur bezocht ik haar opnieuw. Bij het bewegen in bed had zij veel pijn. Ze bleef bij haar besluit: niet naar het ziekenhuis, maar thuis sterven. 'Helpt u mij alstublieft?' Nu was het de dochter die zei: 'Wij rekenen op u dokter, u laat haar toch niet wachten tot maandag?'

'Ik vind het moeilijk en moet erover nadenken', zei ik. 'Vanmiddag bel ik u op en ik kom in elk geval vanavond opnieuw naar u toe.'

Het drukke middagspreekuur werd ontwricht door overleg met twee leden van onze huisartsengroep. We kwamen erop uit dat het niet goed was, haar nog enkele dagen te laten wachten. Tijd voor het inschakelen van een onafhankelijke consulent kon ik niet meer vinden. Die avond om 20 uur sliep zij voorgoed in, met mijn hulp.

Nu nog de melding? Ik laat het hier bij een vraagteken. In de nacht hielp ik mijn vrouw met het pakken van onze koffers.

Commentaar

Als euthanasie in het verschiet ligt, mag je niet met vakantie gaan, voordat er vrij veel geregeld is. In dit geval bracht de collumfractuur een onverwachte versnelling in het proces, maar een acute verergering van haar toestand zou tot soortgelijke moeilijkheden hebben geleid.

Toegeven aan druk... Nooit? Of toch soms? In de beschouwing komen wij op deze vraag terug.

Wat is een 'reëel behandelingsperspectief'?[3] Valt een collumoperatie daar nog onder, als een patiënt al dicht bij de dood is?

Euthanasie altijd melden? Met een variant op een bekende wijsheid denken wij: 'La réalité peut imposer des raisons, que la justice ne connaît pas.'

Te weinig sympathie

'Mijn man zegt dat ik te veel drink, maar dat is niet zo. Ik laat het bij vijf glazen wijn per dag. Dat vindt hij te veel, maar met minder kan ik mijn leven niet genoeg verdoven. Mijn man vindt eigenlijk alles verkeerd wat ik doe of laat. Dat is al begonnen toen we nog maar een jaar getrouwd waren. Terwille van de kinderen zijn we toch maar bij elkaar gebleven, nu al 25 jaar. Zonder alcohol zou ik het niet volhouden.' Dit vertelde mevrouw De Waal mij in 1987. Zij was toen 62 jaar oud en al twintig jaar bij ons in de praktijk. Ik vond haar gedrag soms lastig: vaak een boodschap op vrijdag om kwart voor zes, die ook wel 's ochtends had kunnen komen ('maar we durven zo het weekend niet in'), of een vergeten herhalingsrecept in de avonddienst. En vaak hele of halve onwaarheden die de anamnese bemoeilijkten. Zo was tot 1987 het antwoord altijd 'nee' als ik vroeg of er ook spanningsfactoren waren bij klachten van hoofdpijn of buikpijn. Achteraf begreep ik dat wel: het is een hele opgaaf om kernproblemen van je leven aan een ander mee te delen. Maar voor mij was het moeilijk. Met mensen die de waarheid vernevelen, kan ik slecht overweg.

In 1991 kreeg zij borstkanker, met uitzaaiingen in een okselklier en in 1993 drie weken lage-rugpijn. De radioloog zag iets onduidelijks in een wervel, er werd een CT-scan gemaakt: 'Het zou een metastase kunnen zijn, maar zeker is dat niet. Advies: verwijzing voor verdere diagnostiek'.

Op dit punt aangekomen zei mevrouw De Waal: 'Verder onderzoek wil ik niet. Ik wil al jaren liever sterven dan leven, en nu des te meer. Wilt u mij helpen met een injectie of een dodelijke drank?'

Haar vraag bracht mij in verwarring. Met alles wat ik van haar wist, kon ik mij haar wens heel goed indenken, maar mijn gevoel zei 'nee'. Tegen haar zei ik: 'Uw vraag overvalt mij, ik moet erover nadenken.' We spraken een volgend consult af voor twee dagen later. Dat werden moeilijke dagen voor mij, want toen ik nadacht over mijn nee-gevoel, ontdekte ik daarin tegenstrijdige elementen:

- Was er nog een reëel behandelingsalternatief? Als dat er nog was, riskeerde ik strafrechtelijke vervolging. Maar in haar geval wisten wij nog niets over behandelingsalternatieven, omdat zij zelfs een diagnostisch alternatief afwees. Toch kon ik dit van haar wel begrijpen, want zij wilde al jaren liever niet meer leven, zodat er niet veel meer bij hoefde te komen om haar doodswens concreet te maken.
- Minister Hirsch Ballin was nog aan het bewind. Hij had aangekondigd artsen te zullen vervolgen als er geen 'stervensfase' was. Een wat vage term, maar deze patiënte viel er in elk geval buiten. Zij was niet dicht bij de dood.

Ik wist dat Hirsch Ballin, bij vergissing of met opzet, buiten de grens van zijn bevoegdheid was getreden,[4] want zelf had ik al tweemaal een sepot gekregen voor hulp bij zelfdoding voor hoogbejaarde mensen die wel ernstig leden, maar geen dodelijke ziekte hadden. De Hoge Raad had ook al eerder vrijspraak gegeven in een dergelijk geval. Maar ik had wel gemerkt dat hij het mij, door zijn beleidsmacht, erg lastig kon maken. Het tweede sepot kreeg ik pas na een gerechtelijk vooronderzoek dat drie jaar duurde. Dat kostte mij veel tijd en energie.

- Dit bracht mij tot een volgende vraag: waarom heb ik het risico van strafvervolging wel voor anderen over gehad, terwijl ik tegenover deze patiënte alleen maar 'nee' voel? Het antwoord werd mij duidelijk: omdat ik niet met haar overweg kan. Ik wil geen risico lopen voor iemand voor wie ik te weinig sympathie voel. Maar ook, nog los van de rechter en alleen voor mijzelf: ik kan niet iemand helpen sterven, met wie ik niet overweg kan. Een vreemde paradox.

Commentaar

Als twee patiënten eenzelfde weloverwogen en duurzame doodswens hebben, mag dan het geluk of de pech dat zij de sympathie van hun dokter mee of tegen hebben, beslissen over hun lot? En wat is 'een reëel behandelingsperspectief'?

Beschouwing

In gevallen van een vraag om hulp bij levensbeëindiging spelen vele partijen een rol: de patiënt, familieleden en vrienden, de arts en andere helpers in de thuiszorg. Verschillen van mening kunnen zich in allerlei varianten voordoen. Die gaan over ingrijpende vragen, bijvoorbeeld: is euthanasie nooit geoorloofd? Of soms wel? In dit geval wel? Zo ja, moet de dokter dan ook de gevraagde hulp geven? Of mag de arts ook ruimte vragen voor eigen inzichten of mogelijkheden?

Gezien de emoties van alle betrokkenen is het geen wonder dat verschillen van mening soms tot conflicten leiden. Veeleer is het een wonder dat patiënt, naasten en helpers vaak zonder moeite op één lijn komen. Ontzag voor het lijden en voor de vraag van de patiënt is dan de bindende beweegreden, met liefde, sympathie en empathie als dragende gevoelens. Dat het zo ging, hebben wij beiden meegemaakt. Maar het leek ons nuttiger, een paar gevallen te beschrijven, waarin het niet goed ging. Hoe kwam het, dat verschil van mening hierin voortgleed tot conflict, met het afbreken van de relatie of oplopende emoties of een impasse als gevolgen?

Dat kwam door moeilijk gedrag van verschillende betrokkenen. In deze beschouwing concentreren wij ons op het gedrag van de huisarts: zou het anders gelopen zijn, als wij ons anders hadden gedragen? Waarschijnlijk wel.

Als er een verschil van mening is tussen de betrokkenen, is goed overleg onmisbaar om escalatie tot conflicten te voorkomen. De rol van huisarts is daarin verre van gemakkelijk, want de huisarts moet dan drie functies combineren: die van deskundige, van betrokken partij en van gespreksleider. Deskundige over de prognose en de behandelingsmogelijkheden. Partij, want euthanasie raakt aan de belangen van de huisarts zelf: geweten, beroepsethiek en risico van gerechtelijke vervolging; beweegredenen van verstand en gevoel kunnen dan in verschillende richtingen gaan, zoals Lam onlangs prachtig heeft beschreven.[5] En dan ook nog gespreksleider; dat valt niet mee. Toch lijkt het ons beter dat de huisarts ook die derde functie behartigt, en dat niet de hulp wordt ingeroepen van een externe gespreksleider, die voor de patiënt een vreemde is.

De functie van gespreksleider vraagt van de huisarts om nu en dan een stap terug te doen om het proces van overleg met enige afstand te bezien en te bewaken. Als de tijd het toelaat, geeft dit afstand nemen ook de mogelijkheid om met een andere huisarts of een supervisor te overleggen.

Voor onszelf hebben wij enkele richtlijnen ontleend aan wat er verkeerd ging:

1 Het is van belang om op tijd te beseffen dat er verschillen van mening zijn. Soms voel je dit aan, nog voor je het weet. Zo'n gevoel moet niet worden veronachtzaamd, maar moet juist worden toegelaten. Door het in te brengen in het gesprek, kan worden nagegaan of het juist is. Verschillen van mening zijn dan vaak op te lossen, in goed overleg. Een sfeer van goede communicatie is daarvoor onmisbaar.
2 Als de communicatie niet goed is, is het evenzeer van belang dit op tijd te beseffen, om deze stoornis met voorrang aan de orde te stellen. Een slechte sfeer van overleg kan veranderen. Zelfs 'te weinig sympathie' behoeft geen onveranderbaar gegeven te zijn. Het aan de orde stellen van meningsverschillen of van een slechte overlegsfeer is niet gemakkelijk, maar ook niet 'uitzichtloos'.
3 Als het gesprek niet tot verbetering leidt, kan de gespreksleider voorstellen een andere huisarts te zoeken en daarbij (desgewenst) te helpen. Dat moet zo vroeg mogelijk gebeuren, want naarmate een patiënt dichter bij de dood is, wordt zo'n voorstel moeilijker uitvoerbaar.

Dwingend gedrag van een patiënt of van familieleden komt niet zelden voor. Wij denken dat dwingend gedrag geen afzonderlijke reden mag zijn om hulp te geven en ook niet om hulp te weigeren. Juist daarom is het van belang dat artsen goed beseffen of zij zich onder druk gezet voelen. Dat kan voorkómen dat pressie te veel meeweegt bij een beslissing in de ene of de andere richting. Dat wil niet zeggen dat dwingend gedrag niet van belang zou zijn. Het onderkennen daarvan geeft de arts de mogelijkheid te overwegen wat het betekent. Bijvoorbeeld:

1 De patiënt is bewusteloos en lijdt dus niet (meer), maar de familie wordt te moe of 'kan het niet langer aanzien'.
2 Het familielid dat druk uitoefent, heeft financieel belang bij de dood van de patiënt.
3 De dokter stelt de beslissing te lang uit, zodat de onzekerheid of het lijden te lang duurt.

Analyse van de betekenis kan de arts dan helpen bij een aangepaste reactie. In de gegeven voorbeelden zou die reactie kunnen zijn:
1 Niet de patiënt, maar de familie is het meest in nood; er moet dus meer begrip, uitleg en steun aan de familie worden gegeven.
2 Een slechtnieuwsgesprek: 'Ik ben op dit moment niet bereid de hulp te geven die u vraagt.'
3 Versnelling van de eigen beslissing.

Wat we schreven over vakantiewaarneming, geldt in mindere mate ook voor korte waarnemingen, zoals in avonden, nachten of weekends. Als een ernstig zieke patiënt gevraagd heeft om hulp bij levensbeëindiging, moet dit met verdere gegevens worden overgedragen aan de waarnemer, voor het geval er een plotselinge verslechtering optreedt. Een mogelijkheid is ook dat de huisarts voor dergelijke patiënten beschikbaar wil blijven via de privételefoon of via de waarnemer.

Tot slot nog iets over de vraag 'wat is een reëel behandelingsperspectief?'
 Als een patiënt een voorstel voor verdere chemotherapie afwijst en toch blijft vragen om hulp voor levensbeëindiging, handelt een arts dan onzorgvuldig als hij die hulp geeft? Dit is één voorbeeld uit een breed gebied van mogelijke vragen. Grondige overdenking kan gemakkelijk een heel boek vullen, en als de juristen het voor het zeggen houden, zal dat boek ook wel geschreven worden, in lang voortgaande jurisprudentie. Voor dit artikel willen wij volstaan met een belangrijke deelvraag en een begin van (onze) beantwoording.
 Wie bepaalt wat 'reëel' is: de patiënt of de dokter?
 Wij denken: de patiënt, mits na goede informatie. De dokter heeft alleen de taak, zich in te leven om te begrijpen waarom deze patiënt dit behandelingsperspectief afwijst. Zolang de dokter dit niet kan begrijpen, moet hij wel de vrijheid houden, een verzoek af te wijzen.

Literatuur

1 Meulenberg F. Met de rug naar de toekomst. Med Contact 1998;53:760.
2 Stam JLJ, Weisz FH. Wilsverklaringen over euthanasie. Huisarts Wet 1999;42(5):50-1.
3 Legemaate J, Dillmann RJM (red). Levensbeëindigend handelen door een arts: tussen norm en praktijk. Houten/Diegem: Bohn Stafleu Van Loghum 1998;19-23:34-35.
4 Weisz FH. Tussen toetsing en terreur. In: Blad JR (red). Mijn leven! Mijn dood? Amsterdam: Thesis, 1998.

5 Lam HM. Het nette sterven. Huisarts Wet 1999;42(4):153-7.

Een pessarium, alleen voor overdag

Saskia Moonen en Toine Lagro Janssen
Eerder verschenen in Huisarts Wet 2005;48(2):78-80.

Samenvatting

- Een prolaps komt bij oudere vrouwen vaak voor en kan hinder opleveren voor het zelfstandig functioneren. Een operatie is niet altijd de beste oplossing en kent recidieven en bijwerkingen. Een steunpessarium is een goed alternatief, maar klachten van fluor en drukulcera nopen nogal eens tot vroegtijdig verwijderen. Een bij huisartsen onbekende oplossing voor dit euvel is het gebruik overdag van het pessarium. Het kubuspessarium is hiervoor erg geschikt. Deze klinische les beschrijft de indicaties, het aanmeten en het gebruik overdag van het kubuspessarium.

Inleiding

Een veelvoorkomende en vervelende bijwerking van het steunpessarium bij een prolaps is het optreden van vaginale ulceraties. Dit kan reden zijn de behandeling te staken.[1,2] Vaak vindt dan alsnog operatieve correctie plaats of de patiënte leeft met de klachten van de prolaps verder. Operatie is echter niet altijd een goede oplossing.[3,4,5,6] Een betrekkelijk onbekende vorm van pessariumbehandeling is het alleen overdag dragen van een pessarium. De vrouw, of haar verzorger, leert zelf het pessarium in te brengen en 's avonds weer te verwijderen. Hierbij vinden vaginale ulceraties zelden plaats.[7,8] Het kubuspessarium is hiervoor zeer geschikt. In de onderstaande ziektegeschiedenissen wordt dat geïllustreerd en uitgelegd.

Casus 1

Mevrouw Van Beek is 38 jaar oud. Ze bezoekt het spreekuur met klachten in de onderbuik: een pijnlijk, drukkend gevoel, alsof er iets zit. Twee jaar geleden is ze bevallen van haar tweede kind, wederom een fors kind van 4100 gram. Sindsdien heeft ze last van urineverlies tijdens hoesten en lachen. Ze heeft na de partus trouw bekkenbodemspieroefeningen gedaan, maar helemaal droog blijven is niet gelukt. Ze had er vrede mee. Nu zij pijnklachten krijgt, begint ze zich zorgen te maken. Ze is bang voor een verzakking.
Bij het gynaecologisch onderzoek in rugligging wordt bij persen de vaginavoorwand in de introïtus zichtbaar. Het speculumonderzoek bevestigt dit. Vagina-epitheel en cervix hebben een normaal aspect. Tijdens het persen treedt er ook gering urineverlies op. Er is sprake van een prolaps van de vaginavoorwand.
Na uitleg en het bespreken van de mogelijkheden om de klachten te verminderen, kiest patiënte voor een pessarium dat zij zelf kan inbrengen en verwijderen. Omdat zij de mogelijkheid open wil houden voor een derde zwangerschap is opereren niet aan de orde. Ze is gewend aan het gebruik van tampons. Bovendien prefereert zij zelfmanagement boven controle door een arts. Dat ze niet iedere drie maanden voor controle hoeft te komen maakt de keuze voor een pessarium gemakkelijker.

Casus 2

Mevrouw Van Kempen is 66 jaar oud. Ze is een actieve vrouw. Afgelopen zomer liep zij voor de twintigste keer de Nijmeegse vierdaagse. Ze heeft vijf kinderen. Sinds vorig jaar is zij weduwe. Op 48-jarige leeftijd zijn uterus en beide adnexa verwijderd vanwege een uterus myomatosis. Nu komt ze met de klacht dat ze iets voelt in de vagina: het lijkt of deze naar buiten komt. Vooral na een actieve dag ervaart ze veel hinder. Bij navraag blijkt er geen onwillekeurig urineverlies; evenmin meldt ze vaginaal bloedverlies. Bij gynaecologisch onderzoek hangt inderdaad de blinde vaginatop in de introïtus. Deze is gemakkelijk reponibel, maar zakt bij persen weer naar buiten. Bij dit persen treedt geen urineverlies op. In speculo is een blinde vaginatop zichtbaar en een normale vaginawand met atrofisch slijmvlies. Bij vaginaal toucher zijn geen abnormale weerstanden palpabel, wel valt op dat de bekkenbodem erg slap is. Mevrouw Van Kempen is ook tijdens het onderzoek niet in staat om de bekkenbodem actief aan te spannen. Na het onderzoek legt de huisarts uit dat de vaginatop is losgekomen van de ophangbanden in de onderbuik en daardoor in de vagina-ingang is komen te hangen. Ze heeft een verzakking. De gynaecoloog kan operatief de vaginatop opnieuw bevestigen. Een andere mogelijkheid is de vagina te reponeren met behulp van een pessarium. Gezien de slappe bekkenbodem en de afwezigheid van de uterus gaat hierbij de voorkeur uit naar een kubuspessarium. De huisarts legt uit hoe dit werkt en hoe ze dit zelf elke ochtend moet inbrengen en 's avonds weer verwijderen.

Mevrouw Van Kempen vraagt een paar dagen bedenktijd. Omdat ze een operatieve correctie absoluut niet wil, kiest ze voor het pessarium. Ze wil gaan proberen het zelf in te brengen en te verwijderen. De huisarts meet haar een kubuspessarium van 41 mm aan en leert haar het gebruik ervan aan. Na een week komt ze terug voor controle. Ze is tevreden en heeft al weer 20 km gelopen zonder klachten. Het inbrengen en verwijderen was wel even wennen, maar gaat haar steeds gemakkelijker af. Na verwijdering van het kubuspessarium is in speculo een gaaf, licht atrofisch vagina-epitheel zichtbaar.

Casus 3

Mevrouw Oyer is een 94-jarige vrouw. Zij woont in een verzorgingshuis en is opgenomen in een verpleeghuissubstitutieproject wegens een dementieel beeld, waarschijnlijk alzheimerdementie. Daarvoor was zij goed gezond, wel fors adipeus. Al jaren heeft zij een ringpessarium, aangemeten door de gynaecoloog naar wie zij op 74-jarige leeftijd was verwezen wegens een totaalprolaps. Destijds was weliswaar een operatie geadviseerd maar door patiënte afgewezen. Zij was altijd erg tevreden over het pessarium, maar het laatste jaar levert het door ulceraties steeds meer problemen op. Deze genezen weliswaar bij verwijdering van de ring en het gebruik van oestrogeencrème, maar komen snel na terugplaatsing weer terug. Vaker controle, een andere maat ring en aanhoudend gebruik van oestrogenen lossen deze problemen niet op. Het uitlaten van de ring is geen goed alternatief omdat mevrouw Oyer mobiel is; door de wijde introïtus en slappe bekkenbodem zakt de uterus dan vrijwel meteen weer uit. Na overleg met de verzorging proberen we een kubuspessarium. Er wordt een groot kubuspessarium (50 mm) geplaatst en de verzorgenden leren het in te brengen en te verwijderen. Dit lukt. Patiënte verdraagt het goed en bij controle zijn er geen ulceraties meer. De verzorgenden brengen ook met behulp van een applicator tweemaal per week vóór de nacht vaginale estriolcrème in.

Bespreking

Een prolaps van vagina en/of uterus is een vaak voorkomend probleem, met name bij ouderen in de huisartsenpraktijk. Ongeveer drie keer per jaar komen patiënten in een normpraktijk voor de eerste keer met verzakkingsklachten bij de huisarts.[1] Een prolaps heeft gevolgen voor het zelfstandig functioneren van vrouwen. Driekwart van de vrouwen ondervindt hinder van de verzakking bij het uitvoeren van de dagelijkse werkzaamheden.[9]

Wanneer huisarts en patiënte besluiten tot een behandeling zijn er twee mogelijkheden. De huisarts kan een pessarium aanmeten, waarbij meestal een ringpessarium wordt gebruikt. Dit voldoet in ongeveer de helft van de gevallen. De andere helft krijgt echter last van een toegenomen fluor, vaginaal bloedverlies of verliest het pessarium door onvoldoende werking van de bekkenbodem.[1,2,4]

Huisarts en patiënte kunnen ook kiezen voor een verwijzing naar de gynaecoloog, bijvoorbeeld omdat de huisarts vindt dat er een indicatie voor een operatie bestaat of een ingestelde behandeling met pessarium te veel bijwerkingen geeft. Driekwart van de verwezen vrouwen wordt geopereerd.[1] Hierna ontstaat in een kwart van de gevallen een recidief[1,3,4] en bij 10% treden er complicaties op zoals een door de prolaps gemaskeerde stressincontinentie.[5,6]

Indicaties voor pessariumgebruik overdag

Een onderzoek naar de beleving van een genitale prolaps toonde aan dat vrouwen het driemaandelijks controlebezoek aan de huisarts als vervelend ervaren.[9] Het gebruik van een pessarium overdag komt met name bij jonge vrouwen, die waarschijnlijk ook gewend zijn aan het gebruik van tampons tegemoet aan een gevoel van autonomie. Bovendien laat dit de mogelijkheid van een gewenste zwangerschap open, wat voor mevrouw Van Beek in de eerste casus belangrijk was. Een ander voordeel is dat het kubuspessarium gemakkelijk te verwijderen is voor seksueel contact.

Een groot probleem bij ouderen is de verslapping van de bekkenbodem waardoor het ringpessarium eruit valt. Het kubuspessarium zuigt zich vacuüm aan de vaginawanden en verleent zo steun aan de uterus of redresseert een cysto- of rectokèle.[9,10] Ook bij prolaps van de vaginatop na eerdere operatie zoals bij mevrouw Van Kempen in de tweede casus kan een kubuspessarium geplaatst worden.

Het optreden van drukulcera is de meest voorkomende reden om te stoppen met pessariumbehandeling en alsnog te verwijzen naar de gynaecoloog voor chirurgische correctie.[1,2,4] Bij sommige patiënten, zoals mevrouw Oyer, is operatief ingrijpen echter niet gewenst of gecontra-indiceerd.[11]

Voorwaarden voor gebruik

De vrouw moet gemotiveerd zijn of worden door de behandelend arts om de behandeling in eigen handen te nemen. Hiervoor is het van belang dat zij vertrouwd is met het aanraken van de eigen genitalia. Bovendien moet zij in een dusdanige lichamelijke conditie zijn dat ze het pessarium zelf kan inbrengen en verwijderen; een goede handfunctie is dan ook noodzakelijk. Een alternatief is dat haar partner of een verzorgende, zoals bij mevrouw Oyer, het inbrengen en verwijderen aanleert.

Meten en passen

Voor het gebruik overdag zijn alle pessaria geschikt. Het kubuspessarium heeft de voorkeur vanwege het gebruikersgemak: na inbrengen in de vagina ontvouwt het vanzelf en neemt het de juiste positie in.

Het kubuspessarium is een vierkant blokje, gemaakt van siliconen, met holle wanden en een touwtje (figuur 1 en 2). Door de holle wanden zuigt het zich vast aan de vaginawand. Steun van de bekkenbodem is dus niet nodig. De kubus is verkrijgbaar in de maten 25 tot 57 mm. Bij het aanmeten plaatst de huisarts de kleinst mogelijke kubus, die zich vastzuigt aan de vaginawand en niet spontaan verloren wordt. Patiënte mag het pessarium niet voelen. Dit is het beste te testen door haar na het aanmeten even te laten staan en lopen en te laten zitten met de benen over elkaar.

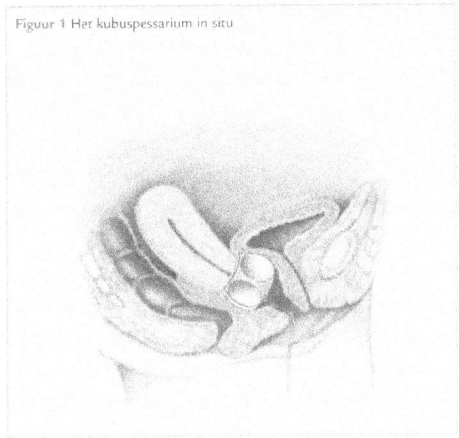

Figuur 1 Het kubuspessarium in situ

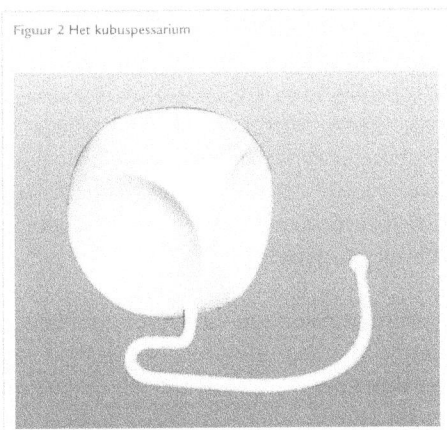

Figuur 2 Het kubuspessarium

Meestal voldoen de maten met een doorsnede van 35, 38, 41 of 44 mm. Een passet, met daarin de meest gebruikte maten ringpessaria is te bestellen bij Medical Dynamics (www.medical-dynamics.nl). Losse pessaria, waaronder de kubus, zijn hier ook te bestellen.

Het kubuspessarium sluit de vagina af, waardoor fluor die ontstaat boven de kubus niet kan afvloeien. Het is dan ook noodzakelijk het pessarium dagelijks te verwijderen en schoon te maken. De huisarts leert de vrouw (of partner/verzorgende) het pessarium zelf in te brengen en weer te verwijderen. De vrouw kan dat doen door te staan met één been geplaatst op een stoel, of liggend met één of beide benen opgetrokken. Het kubuspessarium wordt tussen duim en wijsvinger genomen en samengeperst. Om het inbrengen te vergemakkelijken kan water of glijmiddel op de top worden aangebracht. De kubus wordt vervolgens zo ver als mogelijk in de vagina gebracht; alleen het touwtje is dan buiten de vagina nog zichtbaar. In de vagina ontvouwt de kubus zich en neemt vanzelf de juiste positie in, vastgezogen aan de vaginawand.

Om het pessarium weer te verwijderen dient eerst het vacuüm te worden opgeheven door een vinger tussen vaginawand en kubus te brengen. Vervolgens kan het pessarium, samengeperst tussen twee vingers, verwijderd worden. Het touwtje mag niet gebruikt worden om de kubus uit de vagina te trekken; het dient slechts als hulpmiddel om het pessarium te lokaliseren. Het beste kan het pessarium voor het slapen gaan verwijderd worden. Nadat het gewassen is met water en zeep kan het de volgende ochtend weer worden ingebracht. Het kan ook gedurende de nacht in een water en zeepsopje worden gelegd.

Het aanmeten van een pessarium is bij ziekenfondsverzekerden te declareren als een verrichting (flexzorg). De aangemeten pessaria worden door de meeste ziektekostenverzekeringen vergoed.

Onderzoek naar controlefrequenties is niet verricht. Het lijkt zinvol om twee controles te doen, na een week en na drie maanden. De eerste controle is vooral gericht op de ervaringen van de patiënte. Is de vrouw tevreden? Lukt het inbrengen en verwijderen? Zijn er klachten? De controle na drie maanden wordt gebruikt om bij inwendig onderzoek, na verwijdering van het pessarium, het vaginaslijmvlies te controleren op atrofie, erosies of ulceraties. Indien er sprake is van vaginale atrofie, schrijft de huisarts vaginale oestrogeencrème voor. Sommigen adviseren dit vanaf het begin van de pessariumbehandeling te doen. Het meest gebruikelijke schema is dagelijks 0,5 mg vaginale estriolcrème (of -ovula) gedurende twee weken, gevolgd door een onderhoudsdosering van tweemaal per week.

Het gebruik overdag van het pessarium betekent een uitbreiding van het therapeutisch arsenaal van de huisarts bij prolapsklachten. Het verbetert de kwaliteit van zorg voor de (oudere) vrouw.

Literatuur

1 Broens-Oostveen MC, Mom RM, Lagro-Janssen ALM. De genitale prolaps; behandeling en beloop in vier huisartspraktijken. Ned Tijdschr Geneeskd 2004;148:1444-7.

2 Lisdonk EH van de, Bosch WJHM van den, Lagro-Janssen ALM, redactie. Ziekten in de huisartspraktijk. Maarssen: Elsevier, 2003.
3 Thakar R, Stanton S. Management of genital prolapse. BMJ 2002;324:1258-62.
4 Helmich E, Lagro-Janssen ALM. De genitale prolaps. Een literatuurstudie naar etiologie, klachtenpresentatie en behandeling. Huisarts Wet 1998;41:570-6.
5 Olsen AL, Smith VJ, Bergstrom JO, Colling JC, Clark AL. Epidemiology of surgically managed pelvic organ prolapse and urinary incontinence. Obstet Gynecol 1997;89:501-6.
6 Scheepers HCJ, Wolterbeek JH, Gerretsen G, Venema P. Inventarisatie en follow-up van patiënten, geopereerd vanwege (utero)vaginale prolaps, al dan niet gecombineerd met (gemaskeerde) stressincontinentie. Ned Tijdschr Geneeskd 1998;142:79-83.
7 Kölle D, Kunczicky V, Uhl-Steidl M, Pontasch H. Sicherheit und Akzeptanz der Selbstanwendung von Würfel- und Urethraringpessaren. Gynäkol Geburtshilfliche Rundsch 1998;38:242-6.
8 Vlaanderen W. Eerherstel voor het pessarium. Huisarts Wet 1996;39:16-7.
9 Helmich E, Lagro-Janssen ALM. Vrouwen met een verzakking op het spreekuur. Een kwalitatief onderzoek naar de beleving van een genitale prolaps. Huisarts Wet 2000;43:58-64.
10 Vierhout ME. De ring in de ban of in de ban van de ring? Plaats van het pessarium in de behandeling van uterovaginale prolaps. Modern Medicine 2003;4:305-8.
11 Bosch WJHM van den. Het pessarium als behandeling voor prolaps van de vagina. Huisarts Wet 1983;26:411-3.

Een angstig meisje met stemmen in haar hoofd

Berend Terluin en Else de Haan
Eerder verschenen in Huisarts Wet 1999;42(6):259-62.

Samenvatting

- Marije is een 7-jarig meisje met stemmen in haar hoofd die haar angstig maken. De stemmen blijken samen te hangen met nare ervaringen rond de scheiding van haar ouders – een tijdelijke verlating door haar moeder. In eerste instantie geeft de huisarts adviezen over het omgaan met de angst en de stemmen. Daarop verdwijnen de akelige stemmen en blijft alleen een lieve stem over. Vervolgens helpt de huisarts de moeder en Marije de nare ervaring bespreekbaar te maken. Daardoor wordt de lucht geklaard. De casus illustreert dat stemmen horen niet altijd een symptoom van een ernstige psychische stoornis is.

Marije

Het probleem
De moeder van Marije heeft een dubbele afspraak met haar huisarts gemaakt om te praten over een probleem van haar dochter. Het eenoudergezin is nog maar kort in de praktijk en bestaat uit moeder (33 jaar) en twee dochters, Marije van 7 en Carien van 3 jaar. De probleemlijst van Marije, ingevuld door de vorige huisarts, vermeldt eczeem en astma.
Marije en haar moeder gaan ieder op een stoel zitten. Marije houdt haar hoofd schuin naar voren en kijkt verlegen naar de vloer. Af en toe kijkt ze heel

even van onder haar wenkbrauwen naar de huisarts. Haar handen friemelen aan een koordje van haar jas. Moeder neemt het woord. Haar blik verraadt een lichte hulpeloosheid.

Wat is er aan de hand? Marije is altijd al een kind 'met een gebruiksaanwijzing' geweest. Zij is gauw angstig. Nu is ze angstig als ze in bed ligt en kan (of wil?) daarom niet slapen. De hele avond blijft ze haar bed uit komen. Moeder heeft van alles geprobeerd, lief zijn, boos worden, maar niets helpt. De ene keer wint moeder de strijd en valt Marije uiteindelijk in slaap in haar eigen bed, de andere keer geeft moeder het op en laat Marije ten einde raad maar bij haar in bed slapen.

Waarvoor is Marije zo bang? Moeder vertelt dat Marije stemmen in haar hoofd hoort die haar bang maken. Marije is vaak echt in paniek als ze haar bed uit komt. Moeder maakt zich ongerust over die stemmen. Ze weet niet of dit ernstig is of niet.

De huisarts wil graag meer van die stemmen weten: 'Marije, kun je me wat meer vertellen over die stemmen?' Marije staart zwijgend naar de grond. De huisarts probeert het nog eens langs andere wegen: 'Hoe lang heb je die stemmen in je hoofd? Hoeveel stemmen zijn het? Zijn het vrouwenstemmen, mannenstemmen of kinderstemmen? Wat zeggen ze precies? Zijn ze aardig of doen ze naar? Wat doe je als je ze hoort?'

Marije hoort de vragen gelaten aan, maar zegt niets. Moeder weet te vertellen dat de stemmen ruziemaken met elkaar en tegen Marije schreeuwen en haar zeggen dat zij niet mag gaan slapen. Moeder probeert tevergeefs Marije over te halen zelf het een en ander te vertellen. Maar het enige wat zij wil prijsgeven, is dat het ongeveer tien stemmen zijn.

De huisarts besluit Marijes zwijgen te respecteren en praat nog even verder met de moeder: 'Hoe functioneert Marije overdag op school en thuis?' Dan zijn er geen problemen. Dat is geruststellend.

Werkhypothesen

Op basis van deze informatie probeert de huisarts werkhypothesen op te stellen ter verklaring van de symptomen van Marije. De angst om te slapen heeft mogelijk een oorzaak in Marijes voorgeschiedenis, maar tegelijkertijd moet de huisarts vaststellen dat Marije daarmee invloed kan uitoefenen op haar moeder. Met die angst maakt zij moeder machteloos en krijgt zij het voor elkaar regelmatig bij moeder in bed te mogen slapen. De huisarts weet niet wat er in het verleden is gebeurd, maar wel dat die strijd tussen moeder en Marije voor geen van beiden goed is. Marijes angst zal hierdoor zeker niet verminderen. En het helpt moeder niet zich een competente opvoedster te voelen. Stemmen in het hoofd zijn, in tegenstelling tot slaapproblemen, ongebruikelijke symptomen voor kinderen. De huisarts vraagt zich af of Marije wel echt stemmen hoort. Het feit dat zij geen concrete informatie over de stemmen kan (of wil) geven, wijst er misschien op dat ze maar verzonnen zijn. Maar dan nog, wie verzint zoiets?

Als de stemmen wél echt door Marije worden gehoord, zijn er volgens de huisarts twee mogelijkheden: een psychose en een dissociatieve identiteitsstoornis. Een psychose lijkt minder waarschijnlijk, gezien Marijes goede functioneren overdag. Een dissociatieve identiteitsstoornis – vroeger multipele persoonlijkheidsstoornis genoemd – wordt gekenmerkt door 'afgesplitste' stukjes van de persoonlijkheid die zich onder meer kunnen manifesteren als stemmen in het hoofd. Een dissociatieve identiteitsstoornis is vaak het gevolg van traumatisering van het jonge kind.

Aangezien de huisarts nog niets weet over de voorgeschiedenis blijft dit niet meer dan een mogelijkheid.

Advies

De huisarts vertelt moeder dat hij het symptoom 'stemmen in het hoofd' kent van mensen die 'hele nare dingen' hebben meegemaakt en dat het horen van stemmen onderdeel kan zijn van een manier om met die gebeurtenissen om te gaan. Moeder verschiet van kleur en zegt dat ze dan wel een vermoeden heeft.

Gezien het feit dat de tijd ontbreekt om hierover door te praten, terwijl het misschien ook beter is dat buiten aanwezigheid van Marije te doen, wordt afgesproken dat moeder een verslagje zal schrijven over wat Marije in haar leven heeft meegemaakt. Om Marije een hart onder de riem te steken, vertelt de huisarts haar dat de stemmen in haar hoofd van haar zijn, en dat zij de baas is. En dat ze dat goed moet onthouden. Hij vraagt haar of ze wil proberen met de stemmen te praten, zodat ze er misschien achter kan komen waarom ze ruziemaken en tegen haar schreeuwen, en wat die stemmen eigenlijk willen. Ze hoeft er in elk geval niet bang voor te zijn.

Aan de moeder legt de huisarts uit dat het niet goed is steeds met Marije strijd te voeren over het slapen. Hij stelt voor dat Marije en Carien bij wijze van proef op één kamer gaan slapen; dan behoeft Marije niet angstig te zijn. Marije lijkt het desgevraagd ook een goed idee. Ten slotte vraagt de huisarts moeder een soort dagboekje bij te houden van het problematische gedrag van Marije, en hoe zijzelf daarop reageert. Er wordt een afspraak voor over twee weken gemaakt.

Gesprek met moeder

Op de vervolgafspraak – een dubbelconsult – vertelt de moeder dat het al een stuk beter met Marije gaat. Het op één kamer slapen met haar zusje was geen succes: ze hielden elkaar wakker tot laat in de avond, en als Carien dan van pure vermoeidheid in slaap was gevallen, werd Marije evengoed weer angstig. Na drie avonden had moeder besloten Marije dan maar voorlopig bij haar in bed te laten slapen. Nu slaapt ze goed en is ze niet meer angstig. De stemmen zouden weg zijn, behalve een lieve stem, waarvan Marije geen last heeft.

Moeder vertelt ook wat er de laatste tijd is gebeurd. Twee jaar geleden was het gezin – man, vrouw en twee kinderen – in Almere komen wonen, in een nieuwbouwwijk. Ze kregen een mooi huis met een tuintje voor en achter en allemaal nieuwe buren. Met één stel klikte het meteen, ze werden dikke vrienden. Ze kwamen veel bij elkaar over de vloer, misschien wel te veel... Na een tijdje werden haar man en de buurvrouw verliefd op elkaar en zij begonnen een relatie. Dat gaf natuurlijk wel wat opschudding in de respectievelijke gezinnen. Maar, wat bleek, moeder en de buurman zagen elkaar ook wel zitten en begonnen eveneens een relatie.
De nieuwe stellen overlegden met elkaar hoe de oorspronkelijke gezinnen zouden worden herverdeeld om in een andere samenstelling – nog gelukkiger dan eerst – verder te leven. Achteraf kon moeder zich wel voorstellen dat dit voor de kinderen een verwarrende en onzekere tijd moest zijn geweest. Toen bedacht haar man zich; hij wilde zijn eigen gezin bij elkaar houden. Maar moeder zag dat niet meer zitten en wilde met de buurman verder. Dat leverde grote spanningen en hoogoplopende ruzies tussen de echtelieden op. Op een gegeven moment was moeder zo 'doorgedraaid' dat zij besloot er met de buurman vandoor te gaan en de kinderen bij hun vader te laten.
Na een paar maanden met de buurman op een kamer te hebben gewoond, besloot moeder dat dit toch geen werkbare relatie was. Zij ging terug naar haar man en kinderen en vroeg echtscheiding aan. In goed overleg werd besloten dat de kinderen verder bij haar zouden blijven. Na een half jaar kreeg zij een eigen huis. Daarna kwamen de slaapproblemen van Marije.
Moeder beseft dat zij de kinderen in die hectische tijd te veel aan hun lot heeft overgelaten en voelt zich daar – achteraf – erg schuldig over. Volgens haar is het bij Marije puur de angst om verlaten te worden. De huisarts zegt dat dat heel goed zou kunnen. Marije heeft het ongetwijfeld allemaal heel bewust meegemaakt en het was altijd al een gevoelig en snel angstig kind. Voor de zekerheid vraagt de huisarts moeder of het mogelijk is dat Marije mishandeld of seksueel misbruikt is, maar moeder denkt van niet.
De huisarts vraagt moeder of zij nog wel eens met Marije heeft gesproken over die moeilijke tijd. Dat is niet het geval. Hij zegt dat het goed zou zijn dit wel te doen, zodat zij Marije duidelijk kan maken dat het haar spijt dat ze de kinderen toen heeft verlaten en dat ze niet van plan is ooit weer zoiets te doen. Moeder zou een dergelijk gesprek wel aan willen gaan, maar weet niet goed hoe dat moet. De huisarts biedt aan haar bij dat gesprek te ondersteunen.

Gesprek met Marije en moeder

Een week later vindt het gesprek plaats. Er is een half uur voor uitgetrokken. De huisarts vertelt Marije dat haar moeder met haar wil praten over de tijd dat haar vader en moeder ruzie hadden en moeder een tijdje weg is gegaan. De huisarts denkt dat Marije daar geen leuke herinneringen aan heeft overgehouden, en dan helpt het om erover te praten.
Moeder richt zich tot Marije en haalt herinneringen op aan de verhuizing naar Almere, de vriendschap met de buren, de veranderende relaties, de ruzies, het weggaan en weer terugkomen van moeder, en de verhuizing zonder pappa. Marije luistert aandachtig, terwijl ze zwijgend voor zich uit staart. Telkens als moeder zegt 'weet je nog?', knikt ze langzaam. Met tranen in haar ogen vertelt moeder aan Marije dat het haar vreselijk spijt dat zij de kinderen destijds heeft verlaten om met de buurman mee te gaan, en dat ze zoiets nooit meer zal doen.
De huisarts geeft ten slotte een korte samenvatting en benadrukt dat het voor het hele gezin een moeilijke tijd moet zijn geweest, dat moeder dingen heeft gedaan waarvan ze nu vindt dat ze die niet had moeten doen, en dat het goed is dat Marije dat van moeder weet. De huisarts vindt dat ze er thuis verder over mogen praten als ze dat willen, en dat zowel Marije als haar moeder erover mogen beginnen. Vervolgens stelt de huisarts voor dat Marije en haar moeder over vier weken komen vertellen hoe het gaat. Wat betreft het slapen stelt hij voor Marije nog maar even toe te staan bij moeder te slapen.

Vervolg

Vier weken later vertelt moeder dat het goed gaat. Er is thuis niet meer gesproken over 'die moeilijke tijd'. Marije is vrijer en vrolijker geworden. Moeder heeft een plan gemaakt om Marije te leren weer in haar eigen bed te slapen, door eerst bij haar op de kamer te gaan slapen. Het lijkt de huisarts een goed plan. Er wordt afgesproken dat moeder contact opneemt als het nodig is.
Een jaar later ziet de huisarts moeder voor iets anders. Het gaat goed met Marije. Ze slaapt zonder problemen in haar eigen bed. Moeder hoort zelden nog iets over Marijes stemmen, maar ze schijnt nog steeds de goede stem te hebben. Met deze stem kan ze zich terugtrekken en de dingen van de dag doorspreken. Het lijkt de huisarts wel mooi om zo'n stem te hebben.

Bespreking

Stemmen horen

Huisartsen worden geregeld geconfronteerd met symptomen die op het eerste gezicht ernstig lijken – pijn op de borst, benauwdheid, wegrakingen – maar bij nader onderzoek een onschuldige achtergrond hebben. Het horen van stemmen die er in werkelijkheid niet zijn, is zo'n symptoom dat een alarmbel doet afgaan. De huisarts dacht dan ook aanvankelijk dat de stemmen van Marije op een ernstige stoornis zouden kunnen wijzen. Het feit dat de problematiek tamelijk geïsoleerd was – Marije functioneerde overdag thuis, op straat en op school immers normaal – was daar echter niet mee in overeenstemming.

Het horen van stemmen is een hallucinatie, een symptoom dat doorgaans beschreven wordt bij psychosen. Dit komt zowel bij kinderen als bij volwassenen voor.[1,2]

De stemmen kunnen allerlei dingen doen: commentaar leveren op alles wat de betrokkene doet, ruziemaken en opdrachten geven. Deze laatste 'imperatieve' hallucinaties kunnen buitengewoon gevaarlijk zijn, omdat de patiënt ervan overtuigd is dat de doorgaans levensbedreigende opdrachten opgevolgd dienen te worden. Deze soort hallucinatie is het meest beschreven bij schizofrenie.

Het horen van stemmen kan echter ook voorkomen bij andere psychische stoornissen. Bij kinderen wordt dit symptoom ook beschreven bij depressieve klachten, bij gedrags- en angststoornissen en bij nog andere psychische stoornissen.[3,4] Uit een retrospectief onderzoek van kinderen met emotionele en gedragsproblemen bleek dat de meest voorkomende hallucinaties gehoorshallucinaties (meestal stemmen) waren.[3] De kinderen hoorden stemmen die tegen hen praatten of opdrachten gaven of akelig commentaar gaven op wat ze deden. De stemmen werden zowel in als buiten het hoofd gelokaliseerd.

Deze kinderen met gehoorshallucinaties leken in vrijwel alle andere opzichten op kinderen met emotionele en gedragsproblemen die geen hallucinaties hadden. Een opvallend verschil was het feit dat er bij de kinderen die stemmen hoorden, duidelijke aanleidingen voor de problemen waren aan te wijzen. Bovendien was de 'ziekte' van kortere duur en was er een familiegeschiedenis van stemmingswisselingen. Psychotische kinderen verschilden in meer opzichten van deze stemmenhoorders. Psychotische kinderen hadden waanachtige ideeën, stoornissen in het taalgebruik, verminderde motorische activiteit, bizar gedrag, en waren sociaal geïsoleerd.

Van belang is hoe het kinderen met hallucinaties zonder andere psychotische symptomen verder vergaat. Verdwijnen de hallucinaties of zijn het toch voorboden van ernstige psychotische problematiek en blijken de kinderen later bijvoorbeeld schizofreen te worden? Uit follow-up onderzoek blijkt hier niets van. De kinderen uit het eerdergenoemde onderzoek bleken bij follow-up, gemiddeld ruim zestien jaar later, niet te verschillen van de controlegroep zonder hallucinaties.[5] In beide groepen kwamen evenveel ernstige psychische stoornissen voor.

Romme et al. hebben erop gewezen dat er mensen zijn die stemmen horen zonder dat zij duidelijke psychische problemen hebben.[6] Uit een groot aantal reacties op een televisie-uitzending over het horen van stemmen bleek dat er mensen zijn die al jaren stemmen horen, waar zij goed mee kunnen omgaan. De stemmen van deze mensen zijn over het algemeen geen akelige stemmen; zij maken geen ruzie en geven geen nare opdrachten.

Leudar et al. onderzochten de overeenkomsten en verschillen tussen de verbale hallucinaties van schizofrenen en die van studenten die geen psychiatrische stoornis hadden maar wel rapporteerden dat ze stemmen hoorden.[7] Wat overeenkwam, was dat de stemmen afkomstig waren van mensen die belangrijk waren voor de stemmenhoorders, dat het praten met de stemmen routine was en te maken had met datgene waarmee de stemmenhoorder bezig was (net als met innerlijke spraak), en dat de stemmen geen opdrachten gaven, maar wel bepaalde beslissingen konden beïnvloeden. Verschillen bestonden er in het soort actie dat werd gevraagd door de stem, en de mate van gesprek tussen de stem en de stemmenhoorder.

Terwijl de huisarts met dit alles niet bekend was, kon hij, door een 'open mind' voor Marijes stemmen te houden, zelf ontdekken dat stemmen horen ook een vrij onschuldig symptoom kan zijn.

De functie van de symptomen

De huisarts hield bij Marije aanvankelijk rekening met de mogelijkheid dat zij haar symptomen 'gebruikte' om iets van haar moeder gedaan te krijgen. Daarom gaf hij moeder adviezen om dit 'belonende' aspect van de symptomen te verminderen. Later ging de huisarts Marijes angst en stemmen meer zien als een uiting van spanning en onzekerheid die op een begrijpelijke manier samenhingen met wat zij had meegemaakt met haar moeder. Het komt vaak voor dat problemen van kinderen gezien worden als symptomen die gebruikt worden om iets gedaan te krijgen. 'Aandacht krijgen' is de meest geopperde vorm van beloning. De meeste problemen leveren inderdaad extra aandacht op, maar deze verklaring voldoet meestal slecht. Bij de overweging dat Marije de stemmen verzonnen had om bij haar moeder te kunnen slapen, merkte de huisarts terecht op: 'wie verzint nu zoiets'. Meestal hebben kinderen problemen of symptomen om andere redenen, dan om het belonende aspect. De verklaring 'het kind vraagt aandacht' of 'de symptomen leveren een beloning op' kunnen maar beter voor het allerlaatst worden bewaard, als de andere mogelijkheden degelijk onderzocht én verworpen zijn.

De aanpak

Bij het oplossen van dit ingewikkelde probleem is een beleidslijn gevolgd die ongebruikelijk is voor de kinderpsychiatrie. Als Marije naar een Riagg of een instituut voor Kinder- en Jeugdpsychiatrie was gestuurd, was er hoogstwaarschijnlijk een uitvoerig, één tot drie maanden durend onderzoek gestart, bestaande uit psychiatrisch onderzoek, psychologisch onderzoek, gesprekken met de ouders en met leerkrachten van school. Het is in de kinderpsychiatrie gebruikelijk eerst het probleem tot in de finesses te doorgronden alvorens tot interventies over te gaan (met uitzondering van crises natuurlijk). De achterliggende gedachte hierbij is dat eerst ernstige problemen (psychose, schizofrenie, pervasieve ontwikkelingsstoornis, ernstige gezinsproblemen, seksueel misbruik) moeten worden uitgesloten.

In het geval van Marije werd de omgekeerde weg bewandeld. De huisarts koos voor de meest eenvoudige werkhypothese: de klacht weerspiegelt een probleem tussen Marije en haar moeder. Hoewel er veel nog onduidelijk was – de huisarts wist niet welk probleem er mogelijk speelde en evenmin was hij er zeker van dat het hier geen psychotisch symptoom betrof – werd besloten tot twee rechtstreekse interventies die gebaseerd waren op deze meest eenvoudige verklaring van de klacht: het advies bij het zusje te slapen en de geruststelling omtrent de stemmen.

Dergelijke interventies, zo vroeg met zo weinig informatie gegeven, dienen vrijwel altijd een dubbel – therapeutisch en diagnostisch – doel. Het mogelijk therapeutische aan de interventies is dat Marije beter slaapt bij haar zusje en niet meer zo bang hoeft te zijn voor de stemmen na de gerichte geruststelling. Het diagnostische element houdt in dat de reactie van Marije op de interventie iets kan zeggen over de aard van de stoornis en de juistheid van de veronderstellingen over de klachten. Deze hypothese toetsende manier van diagnosticeren is voor huisartsen gesneden koek; wellicht kan men er in de kinderpsychiatrie nog wat van leren.

De interventies

Het is leerzaam nog even stil te staan bij de interventies die de huisarts heeft toegepast.
- Cognitieve herstructurering. Het horen van de stemmen was zowel voor Marije als voor haar moeder beangstigend. Misschien dachten beiden wel dat dit een teken van naderende krankzinnigheid was. De huisarts heeft het stemmen horen in een andere context geplaatst door te vertellen dat dit vaak voorkomt bij mensen die akelige gebeurtenissen hebben meegemaakt. Bovendien heeft de huisarts Marije de controle teruggegeven door haar te vertellen dat zij de baas was over 'haar' stemmen. Voor Marije en haar moeder waren deze interventies voldoende om de angst en wanhoop weg te nemen.
- Het doorbreken van een vicieuze cirkel van strijd. Hoewel het advies bij het zusje op de kamer te slapen in tweede instantie niet werd opgevolgd, had Marijes moeder de bedoeling van het advies goed begrepen. Zij begreep dat de angsten eerst aan bod zouden moeten komen en besloot van het bij haar in bed slapen voorlopig geen problemen te maken. De strijd was hiermee voorbij en toen de angsten over waren, losten Marije en haar moeder het slaapprobleem zelf op.

- Het wegnemen van schuldgevoelens bij moeder. Schuldgevoelens maken ouders machteloze opvoeders. Door het gesprek met Marije en haar moeder over de scheiding en het tijdelijk vertrek van moeder, kreeg moeder de mogelijkheid Marije duidelijk te maken dat zij, net als Marije, de gebeurtenissen vóór de scheiding heel akelig vond, dat zij er spijt van had en dat het nooit weer zou gebeuren. Kennelijk waren deze moeilijke periode en Marijes angsten hierover nooit bespreekbaar geweest. Door dit bespreekbaar te maken en moeder daarbij de leiding te geven, heeft de huisarts haar de gelegenheid geboden zich als competente moeder te manifesteren en haar dochter te helpen een moeilijk probleem op te lossen. Zij kon Marijes mogelijke angst voor verlating wegnemen. Dat moeder de leiding in het gezin weer op zich had genomen, bleek uit de wijze waarop zij het slaapprobleem van Marije vervolgens oploste.

Dankbetuiging

Met dank aan de moeder van Marije voor het helpen reconstrueren van de casus.

Literatuur

1 Werry JS, Taylor E. Schizofrenic and allied disorders. In: Rutter M, Taylor E, Hersov L, editors. Child and adolescent psychiatry, modern approaches. Oxford: Blackwell, 1994.
2 Bosch RJ van den. Schizofrenie en andere psychotische stoornissen. In: Vandereycken W, Hoogduin CAL, Emmelkamp PMG (red). Handboek psychopathologie deel I. Houten: Bohn Stafleu Van Loghum, 1994.
3 Burke P, DelBeccaro M, McCauley E, Clark C. Hallucinations in children. J Am Acad Child Psychiatry 1985;24:71-5.
4 Garralda ME. Hallucinations in children with conduct and emotional disorders I. The clinical phenomena. Psychol Med 1984;14:589-96.
5 Garralda ME. Hallucinations in children with conduct and emotional disorders II. The followup study. Psychol Med 1984;14:597-604.
6 Romme MAJ, Honig A, Noorthoorn EO, Escher ADMAC. Coping with voices: an emancipatory approach. Br J Psychiatry 1992;161:99-103.
7 Leudar I, Thomas P, McNally D, Glinski A. What voices can do with words. Pragmatics of verbal hallucinations. Psychol Med 1997;27:885-98.

Is elke excessief huilende zuigeling een huilbaby?

P.L.B.J. Lucassen
Eerder verschenen in Huisarts Wet 1999;42(1):26-9.

Samenvatting

- Excessief huilen kan voorkomen als symptoom van een onderliggende ziekte of als onderdeel van een syndroom dat wordt aangeduid als 'darmkrampjes', 'navelkolieken' of 'infantile colic'. In beide gevallen wordt soms de term 'huilbaby' gebruikt, zowel door leken als door professionals. Deze casus illustreert het belang van het onderscheid tussen huilen als symptoom en huilen als onderdeel van een syndroom. Hierbij speelt een tijdcriterium een belangrijke rol: bij overmatig huilen dat korter duurt dan drie weken is de kans op een somatische oorzaak groter. Om verwarring zoveel mogelijk te voorkomen, wordt een gestructureerde aanpak van het probleem geadviseerd.

Inleiding

De term 'huilbaby' is niet eenduidig gedefinieerd. In het Nederlands wordt de term meestal gezien als synoniem met 'darmkrampjes', 'navelkolieken' of 'excessief huilen'; in het Engels wordt vaak de term 'infantile colic' gebruikt. Ervan uitgaand dat deze termen hetzelfde klinische syndroom aanduiden, kan de klassieke omschrijving door Illingworth worden gebruikt: een gezonde, goed groeiende zuigeling die zonder duidelijke reden ontroostbaar begint te huilen, pijn lijkt te hebben, rood aanloopt, de beentjes optrekt, een opgezette buik heeft, moeite heeft met de ontlasting en veel flatuleert; na enige tijd houdt het huilen plotseling op om dan ineens weer te beginnen; de aanvallen beginnen in de eerste levensweken en stoppen op de leeftijd van

3-4 maanden.¹ Om de duur van excessief huilen af te grenzen van normaal huilen, wordt de 'regel van 3' gebruikt: meer dan 3 uur per dag, gedurende 3 of meer dagen per week, gedurende 3 of meer weken.²

Behalve als onderdeel van dit syndroom, kan excessief huilen ook voorkomen als symptoom van een onderliggende ziekte.³ In beide gevallen – excessief huilen als onderdeel van een syndroom en als symptoom – zal de leek geneigd zijn de term 'huilbaby' te gebruiken. Om die reden moet een zuigeling die het spreekuur bezoekt, een gedegen anamnese en lichamelijk onderzoek ondergaan. Dat wordt geïllustreerd in deze casus. Het gaat om een prospectieve beschrijving: het eerste deel van de ziektegeschiedenis was al opgetekend, toen het tweede deel nog in het verschiet lag.

Casus

Wesley werd geboren op 29 april 1998, als tweede kind van gezonde ouders. Zijn broertje Rick was 2 jaar oud, had slaapproblemen en gaf opvoedkundig problemen. In de 26e zwangerschapsweek moest de moeder in het ziekenhuis worden opgenomen wegens premature weeënactiviteit, die met succes behandeld werd met Prepar. In de 37e zwangerschapsweek besloot de gynaecoloog de zwangerschap te beëindigen in verband met een licht hydramnion en de subjectieve lasten van de moeder: ze kon nauwelijks lopen vanwege bekkenpijn. De baring werd ingeleid met een oxytocine-infuus. In verband met hevige pijnen werd epidurale analgesie gegeven. Wesley werd binnen vier uur na het begin van de inleiding geboren. De APGAR-score na vijf minuten was 8; het geboortegewicht bedroeg 2800 gram.

Op de dag van de bevalling werden Wesley en zijn moeder uit het ziekenhuis ontslagen. De kraambedcontroles werden gedaan door de vroedvrouw. Wesley's moeder besloot om vanaf het begin flesvoeding te geven vanwege haar slechte ervaringen met borstvoeding bij haar eerste kind. Thuis huilde Wesley veel, vooral in bad en bij het aankleden, en vanaf de eerste dag huilde hij ook 's nachts veel. Ondanks het vele huilen viel hij kort na de geboorte slechts weinig af en groeide hij na enkele dagen goed. Hij had geen koorts en zag er goed uit.

Op 5 mei adviseerde de vroedvrouw – na telefonisch overleg met de huisarts – aan Wesley's moeder om hypoallergene flesvoeding te gaan gebruiken in plaats van de standaard-zuigelingenvoeding – dit omdat hypoallergene flesvoeding mogelijk helpt bij huilbaby's. 's Avonds belden de uitgeputte ouders de dienstdoende huisarts. Zij waren erg bezorgd, omdat een verpleegkundige en familieleden hadden gezegd dat Wesley een huilbaby was. Bij aankomst van de dokter sliep Wesley rustig in de armen van de moeder. Tijdens het gesprek uitte de moeder haar bezorgdheid vanwege het abnormale geluid en de abnormale duur van het huilen. Het huilen klonk alsof Wesley pijn had. Hij huilde meer dan acht uur per dag. Tijdens de eerste twee dagen was hij nog te troosten met een speen, daarna werd troosten veel moeilijker. Wesley's moeder had meer succes bij het troosten dan zijn vader. Op de derde dag had

Wesley wat gebraakt, hij had geen opgezette buik of problemen met het produceren van ontlasting. Tijdens het lichamelijk onderzoek huilde Wesley luid. Er werden geen afwijkingen gevonden, totdat hij weer werd aangekleed. Zijn linkerarm bleek niet spontaan te bewegen. Bij hernieuwd onderzoek bleek dat de pijn en het huilen werden geprovoceerd door het bewegen van dit armpje. De nog diezelfde avond gemaakte röntgenfoto's lieten geen afwijkingen zien.

Tien uur later, op 6 mei, werd Wesley, na overleg tussen verloskundige en kinderarts, opgenomen in het ziekenhuis. Hij bleek nu – nog steeds zonder koorts – een zwelling te hebben op de linkerschouder. Op klinische verdenking van osteomyelitis of artritis van het glenohumerale gewricht werd Wesley intraveneus behandeld met antibiotica.

Tien dagen later, bij ontslag uit het ziekenhuis, huilde hij niet veel meer. Het verschil in 'troostvaardigheid' tussen vader en moeder was veroorzaakt door het feit dat de moeder linkshandig was en de vader rechtshandig: als hij werd gedragen door zijn vader, werd Wesley's pijnlijke linkerarm samengedrukt tegen de borstkas van zijn vader. De uiteindelijke diagnose was artritis van het glenohumerale gewricht ten gevolge van een sepsis als uiting van een late onset-infectie met bètahemolytische streptokokken, verworven tijdens de partus.

Bespreking I

Achteraf gezien hadden alle betrokkenen – familie, huisarts, verloskundige en verpleegkundige – ten onrechte het idee gehad dat Wesley een huilbaby was. Op grond van dit idee stemde de huisarts in met een proefbehandeling met hypoallergene flesvoeding, voordat anamnese en lichamelijk onderzoek waren gedaan.

Om de diagnose 'huilbaby' (als syndroom) te kunnen stellen, moet voldaan zijn aan een aantal voorwaarden. Ten eerste moet het kind goed groeien. Een gewichtstoename van 150-200 gram is in dit opzicht voldoende. Ten tweede moet het kind niet ouder zijn dan vier maanden. Aan deze twee voorwaarden werd in dit geval voldaan. Ten derde mogen er geen afwijkingen zijn bij anamnese en lichamelijk onderzoek. Ten vierde moet het huilen excessief zijn volgens de 'regel van 3'. Omdat deze regel een '3 weken'-criterium inhoudt, kan de diagnose per definitie niet gesteld worden bij een zuigeling van één week oud. Omdat aan de laatste twee voorwaarden niet werd voldaan, had het excessieve huilen van Wesley niet gezien mogen worden als onderdeel van het syndroom. Een vruchtbaarder (evidence-based) aanpak was geweest als de huisarts eerst het probleem had overdacht en omgevormd tot een beantwoordbare klinische vraagstelling: 'wat zijn de mogelijke oorzaken van overmatig huilen bij deze één week oude zuigeling?'[4]

De meeste oorzaken van overmatig huilen dat kort bestaat, zijn eenvoudig op te sporen en leiden meestal niet tot een langduriger excessief huilen.

Voorbeelden zijn: honger, otitis media acuta, cornea-erosie en ingeklemde liesbreuk.[5,6] Poole beschrijft een case-serie van 56 zuigelingen (mediane leeftijd 3,5 maand) op een eerstehulpafdeling van een ziekenhuis – de helft verwezen vanuit de eerste lijn, de andere helft op eigen initiatief gekomen – met als klacht acuut, onverklaarbaar overmatig huilen. In 75% van de gevallen waren anamnese en lichamelijk onderzoek voldoende om de oorzaak te vinden. Veelvoorkomende oorzaken waren: otitis media acuta, cornea-erosie en obstipatie.[7]

Behalve deze eenvoudig op te sporen aandoeningen spelen mogelijk ook nieraandoeningen en urineweginfecties een rol bij zuigelingen die veel huilen.[8,9] Voor de dagelijkse praktijk wordt dan ook geadviseerd om bij zuigelingen die veel huilen ook altijd urineonderzoek te doen.

Casus, vervolg

Bij een bezoek van de huisarts aan het gezin na ontslag van Wesley uit het ziekenhuis, leek alles in orde. Drie dagen na ontslag begon Wesley echter weer meer te huilen. Hoewel de duur van het huilen korter was dan voor de opname, was het toch meer dan drie uur per dag. Het huilen klonk nog steeds alsof Wesley pijn had. De ouders hadden het gevoel dat Wesley de flesvoeding (standaard-zuigelingenvoeding) niet kon verdragen, omdat hij ongeveer een half uur na elke voeding begon te jengelen en huilen. Bovendien had hij enkele keren per dag wat dunne ontlasting en braakte hij eveneens enkele keren per dag kleine hoeveelheden voeding.

Omdat er na ongeveer een week herhaaldelijk wat bloed bij de ontlasting zat, werd Wesley op 27 mei opnieuw in het ziekenhuis opgenomen. Op verdenking van een colitis ten gevolge van koemelkallergie werd hij door de kinderarts behandeld met een hypo-allergene voeding (weihydrolysaat). Op 1 juni volgde ontslag. Er was geen bloed meer bij de ontlasting en er waren geen grote afwijkingen geconstateerd.

Toch huilde Wesley nog diverse uren per dag. Op 7 juni werd de huisarts gebeld tijdens de avonduren. De ouders van Wesley waren ten einde raad. Ze hadden inmiddels contact gehad met de verloskundige, de wijkverpleegkundige, de huisarts, een moeder die vroeger een huilbaby had gehad, en een 'paranormale' hulpverleenster, ieder met hun welgemeende adviezen.

Op 8 juni verving de huisarts, na telefonisch overleg met de kinderarts, het weihydrolysaat door een caseïnehydrolysaat, aangevuld met een verdikkingsmiddel (Johannesbroodpitmeel).

Op 9 juni werd overdag een huisbezoek van de huisarts aangevraagd. Bij dit bezoek waren ook beide oma's aanwezig. Hoewel de nieuwe voeding nog maar één dag gebruikt was, voelden de ouders er niets voor om ermee door te gaan, omdat Wesley minstens evenveel spuugde en huilde als tevoren. Beide ouders waren uitgeput. Ze wilden geen derde opname van Wesley in het ziekenhuis om zelf tot rust te kunnen komen. Evenmin wilden ze een recept voor een sedativum voor Wesley, omdat ze met een dergelijk medicament in het verleden problemen hadden gehad bij zijn broertje Rick. Als compromis werd het volgende beleid overeengekomen: een hernieuwd consult bij de kinderarts, omdat beide ouders niet overtuigd waren van de afwezigheid van ziekte, en overname van de zorg voor Wesley de komende nacht door een van de oma's.

Het resultaat van het consult bij de kinderarts op 10 juni was een recept cisapride, een prokineticum. Bij het volgende huisbezoek aan het eind van de middag op 11 juni waren de ouders opgetogen; er leek een wonder te zijn gebeurd: Wesley was de nacht van 10 op 11 juni (die hij thuis doorbracht) en 11 juni overdag rustig en tevreden geweest.

Deze verbetering hield stand gedurende de volgende weken. In overleg met de kinderarts werd de voeding weer veranderd in de normale standaardzuigelingenvoeding.

Bespreking II

Ook in het vervolg van deze ziektegeschiedenis kon Wesley geen huilbaby worden genoemd in de zin van het syndroom. Hij had immers een symptoom (bloedverlies per anum), dat mogelijk duidde op ziekte. Door de kinderarts werd een behandeling met hypo-allergene voeding ingesteld, uitgaande van de werkhypothese 'colitis op basis van een allergie voor koemelk'. Deze behandeling bleek effectief bij het bestrijden van het bloedverlies per anum, maar niet bij het reduceren van het huilen. Dit partiële falen van de behandeling kan te wijten zijn aan de incidenteel gerapporteerde allergische reacties op hydrolysaten: zowel weihydrolysaten (in Nederland onder meer in de handel als Nutrilon Pepti en Frisopep 1) als caseïnehydrolysaten (in Nederland onder meer in de handel als Nutramigen) veroorzaken soms allergische reacties.[10] Dit wordt veroorzaakt door het feit dat er, ondanks hydrolyse van de melkeiwitten, soms peptideketens in de voeding aanwezig blijven, die nog allergeen zijn. Om deze reden is vervanging van het ene hydrolysaat door het andere in dit geval een rationele beslissing. Het zelfde geldt voor het aandikken van de voeding, omdat het huilen in een klein aantal gevallen veroorzaakt wordt door gastro-oesofageale reflux.[11] Hoewel van cisapride geen onderzoek bekend is waarin de effectiviteit bij excessief huilen wordt aangetoond, is er toch enige ratio voor dit voorschrift, omdat wel is aangetoond dat gastro-intestinale motiliteit een rol speelt bij excessief huilen van zuigelingen.[12] In deze casus kan hooguit op het einde, ten tijde van het mogelijk falen van de ingedikte hypo-allergenevoeding, sprake zijn van een huilbaby in de zin van het syndroom.

De termen 'huilbaby', 'darmkrampjes', 'navelkolieken', en 'infantile colic' zijn vaag. Ze geven bij hulpverleners mogelijk aanleiding tot verwarring als huilen als syndroom niet wordt onderscheiden van huilen als symptoom. Daarom wordt, uitgaande van de ideeën van Carey[5] en met de bedoeling

systematisch denken te stimuleren, voorgesteld het probleem 'excessief huilen bij zuigelingen' als volgt te benaderen:
- Huilen is excessief als voldaan is aan de 'regel van 3'.
- Indien een zuigeling excessief huilt, dienen anamnese, lichamelijk onderzoek en urineonderzoek plaats te vinden.
- Indien dan een oorzaak voor het excessief huilen wordt gevonden (bijvoorbeeld honger of pijn), is er sprake van secundair excessief huilen.
- Indien geen oorzaak voor het excessief huilen wordt gevonden, wordt een proefbehandeling met een hypo-allergene voeding gedurende 1 week gestart, bij voorkeur een weihydrolysaat, gezien de lagere kosten en minder slechte smaak in vergelijking met caseïnehydrolysaten. De effectiviteit van deze handelwijze is goed onderbouwd.[12]
- Eventueel kan een proefbehandeling worden ingesteld met het indikken van de voeding met Johannesbroodpitmeel. Deze handelwijze is wetenschappelijk minder goed onderbouwd, maar wordt toch geadviseerd vanwege de eenvoud van de behandeling en het incidentele succes.
- Als een van de voedingsinterventies baat heeft, is eveneens sprake van secundair excessief huilen. Indien de voedingsinterventies geen baat hebben, is er sprake van 'primair excessief huilen'.
- De behandeling van 'primair excessief huilen' bestaat uit het zoveel mogelijk reduceren van allerlei stimuli ten aanzien van de zuigeling: een vast ritme aanhouden, niet steeds uit bed halen en troosten, eventueel anderen tijdelijk voor het kind laten zorgen. Ook de effectiviteit van deze behandeling is goed onderbouwd.[12,13] Het advies het aantal stimuli te reduceren is in strijd met de veelgehoorde opvatting dat een huilend kind juist meer gedragen en verzorgd moet worden. Voor normaal huilende zuigelingen is aangetoond dat meer dragen en wiegen het huilen vermindert.[14,15] Bij excessief huilende zuigelingen is deze interventie niet effectief.[16]
- De behandeling van primair excessief huilen vereist veel zorg van de hulpverlener. Een van de redenen hiervoor is dat het voor ouders lang niet altijd mogelijk is om de voorgestelde benadering te implementeren vanwege de grote mate van angst die door separatie wordt opgeroepen.[17]

Casus: hielp cisapride werkelijk?

Op de avond van 10 juli bleken er toch weer problemen te zijn: Wesley had het goed gedaan gedurende één maand, maar was nu sinds een dag weer meer aan het huilen, leek buikpijn te hebben, had vastere ontlasting, spuugde meer en had koorts (38,2 °C). Bij lichamelijk onderzoek werden geen afwijkingen gevonden. Wesley bleek sinds twee weken een lagere dosering cisapride te krijgen op advies van de kinderarts. Als mogelijke oorzaak van het terugkomen van de oorspronkelijke klachten werd gedacht aan een urineweginfectie en het verminderen van de dosis cisapride.
Herhaling van het lichamelijk onderzoek de volgende dag en onderzoek van de urine lieten geen afwijkingen zien; de temperatuur was inmiddels nor-

maal. Wesley's moeder werd geadviseerd om hem weer de oorspronkelijke dosering cisapride te geven.

Op 16 juli bleek dat dit geen resultaat had. Wesley's gedrag was onveranderd: hij sliep weliswaar rustig van 20.00 uur 's avonds tot 4.00 uur 's ochtends, maar was verder de hele dag onrustig. Hij huilde veel, was wel te troosten door hem te wiegen of door te gaan wandelen. Hij boerde vaak, spuugde tweemaal daags, met name 's morgens en 's avonds na het gulzig drinken van de fles (standaard-zuigelingenvoeding). Wesley's moeder leek het probleem min of meer geaccepteerd te hebben: 'Het is ongeveer hetzelfde als bij zijn broertje Rick.' Nieuwe afspraken voor het spreekuur werden niet gemaakt, aangezien Wesley over ongeveer twee weken op het consultatiebureau voor zuigelingen zou worden gezien.

De indruk dat de moeder het probleem had geaccepteerd, bleek maar schijn: op zondag 19 juli was toch weer een contact met de huisarts nodig. Wesley had de hele zaterdag gehuild, hij was meer gaan spugen. De nacht had hij doorgebracht bij zijn oma, die de hele nacht met hem bezig was geweest. Beide ouders waren overstuur. Ze hadden nog steeds het idee dat Wesley pijn had kort na het voeden. De nacht van zondag op maandag verliep hetzelfde als de voorafgaande nacht: huilen, huilen, huilen.

Op maandag 20 juli werd in een telefonisch overleg tussen huisarts en kinderarts besloten Wesley weer op te nemen en hem te screenen op pathologie van het bovenste deel van de tractus digestivus. Op 21 juli vond een 24-uurs-registratie van de pH in de oesofagus plaats. 's Avonds werd toch weer gestart met een caseïne-hydrolysaat. Vrij snel na de eerste voeding werd Wesley abnormaal rustig, ging hij meer spugen en kreeg hij koorts. Op woensdag 22 juli werden slikfoto's gemaakt.

De dagen daarna bleef Wesley abnormaal rustig, hij spuugde regelmatig, dronk onvoldoende en leek af te vallen. Het abnormaal rustige gedrag riep bij zijn moeder schuldgevoelens op: 'zie je wel, het ligt aan mij'. Anderzijds was ze uren per dag aanwezig in het ziekenhuis en gaf zij bijna alle voedingen; een groot verschil met thuis was er dus niet.

Op maandag 27 juli werd een oesofago-gastro-duodenoscopie verricht. Hierbij werden geen tekenen van distale oesofagitis of andere pathologie aangetoond. Hoewel er bij de pH-meting en de röntgenfoto's enige aanwijzingen waren voor reflux, maakt deze uitslag een belangrijke rol van refluxoesofagitis onwaarschijnlijk. Toch werd, mede gezien de vreemde reactie op het hydrolysaat, de voeding veranderd in een ingedikte standaard-zuigelingenvoeding. Hiermee verdween het spugen. Helaas bleef het huilen maar doorgaan. De ouders reageren gelaten en proberen er maar het beste van te maken. Veel positieve gevoelens voor Wesley zijn er niet.

Bespreking III

In een één week durende randomized controlled trial naar de effectiviteit van cisapride zou dit middel bij deze casus als succes zijn geboekt. Met evenveel recht kan hier echter worden gesproken van therapeutisch falen. Had het middel echt gewerkt, dan zou de dosisverhoging in tweede instantie ook effectief geweest moeten zijn. Dit therapeutisch falen werpt een nieuw licht op de duur van de trials op dit gebied. De meeste trials duren immers één week. Meer aandacht voor het persisteren van effecten is waarschijnlijk op zijn plaats.

Machteloosheid is bij deze casus wel de beste karakterisering voor alle betrokkenen. Wat is nu de functie van de huisarts? Het gezin regelmatig bezoeken? Of afspreken dat men belt, indien nodig?

Epiloog

Hoewel het probleem van de excessief huilende zuigeling self-limiting is, is het niet beperkt tot het kind zelf.[18] De angst en de uitputting van ouders illustreren dit. Om die reden zijn externe 'cure' en 'care' nodig. De behandeling van een excessief huilende zuigeling is prototypisch voor het werk van de huisarts: zowel somatische als psychosociale aspecten komen aan bod; zowel patiënt als gezin is bij de behandeling betrokken; de arts-patiëntrelatie speelt een rol (onzekerheid van de huisarts kan de angst van de ouders beïnvloeden; frequente verzoeken om hulp kunnen irritatie bij de arts oproepen); er moet samengewerkt worden met andere eerstelijnsdisciplines en specialisten.

Een prospectief beschreven casus is nooit af. Mogelijk werpen de ontwikkelingen in de komende jaren nieuw licht op de gebeurtenissen die hier werden beschreven. Ook dit is typerend voor het werk van de huisarts.

Dankbetuiging

Pim Assendelft voor het meelezen en meedenken; de ouders van Wesley voor de toestemming voor publicatie.

Literatuur

1. Illingworth RS. Infantile colic revisited. Arch Dis Child 1985;60:981-5.
2. Wessel MA, Cobb JC, Jackson EB, et al. Paroxysmal fussing in infancy, sometimes called 'colic'. Pediatrics 1954;14:421-34.
3. St James-Roberts I. Persistent infant crying. Arch Dis Child 1991;66:653-5.
4. Sackett DL, Richardson WS, Rosenberg W, Haynes RB. Evidence-based medicine: how to practice and teach EBM. Londen: Churchill Livingstone, 1997.
5. Carey WB. 'Colic' – Primary excessive crying as an infant-environment interaction. Pediatr Clin North Am 1984;31:993-1005.

6 Harkness MJ. Corneal abrasion in infancy as a cause of inconsolable crying. Pediatr Emergency Care 1989;5:242-4.
7 Poole SR. The infant with acute, unexplained excessive crying. Pediatrics 1991;88:450-5.
8 Browne G, Lillystone D. Renal disease presenting as severe unremitting colic. Med J Aust 1991;154:93-4.
9 Du JNH. Colic as the sole symptom of urinary tract infection in infants. Can Med Assoc J 1976;115:334-7.
10 Businco L, Dreborg S, Einarsson R, et al. Hydrolysed cow's milk formulae. Allergenicity and use in treatment and prevention. An ESPACI position paper. Pediatr Allergy Immunol 1993;4:101-11.
11 Heine RG, Jaquiery A, Lubitz L, et al. Role of gastro-oesophageal relux in infant irritability. Arch Dis Child 1995;73:121-5.
12 Lucassen PLBJ, Assendelft WJJ, Gubbels JW, et al. Effectiveness of treatments of infantile colic: systematic review. BMJ 1998;316:1563-9.
13 McKenzie S. Troublesome crying in infants: effects of advice to reduce stimulation. Arch Dis Child 1991;66:1416-20.
14 Hunziker UA, Barr RG. Increased carrying reduces infant crying: a randomized controlled trial. Pediatrics 1986;77:641-8.
15 Barr RG, Elias MF. Nursing interval and maternal responsivity: effect on early infant crying. Pediatrics 1988;81:529-36.
16 Barr RG, McMullan SJ, Spiess H, et al. Carrying as colic 'therapy': a randomized controlled trial. Pediatrics 1991;87:623-30.
17 Humphry RA, Hock E. Infants with colic: a study of maternal stress and anxiety. Infant Mental Health J 1989;10:263-72.
18 Les ter BM, Boukydis CFZ, Garcia-Coll CT, Hole WT. Colic for developmentalists. Infant Ment Health J 1990;11:321-33.

Tuberculose in de huisartspraktijk

Wouter van Kempen

Eerder verschenen in Huisarts Wet 2001;44(01):5-8. De auteur kreeg de NHG-Casuïstiekprijs voor dit artikel toegekend.

Samenvatting

- Tuberculose komt nog erg veel voor in de wereld. Afhankelijk van de samenstelling van de praktijk ziet de huisarts ook in Nederland patiënten met tuberculose. In dit artikel zijn vijf patiënten beschreven bij wie de diagnose gesteld werd. Drie van hen waren afkomstig uit Somalië, één uit Columbia en één uit Marokko. De meesten van hen waren door middel van een thoraxfoto gescreend op tuberculose, soms zelfs een aantal keren. Van de vijf patiënten hadden er vier een extrapulmonale vorm van tuberculose, een vorm die bij allochtonen vaker voorkomt. De huisarts zal vaker de diagnose tbc moeten overwegen. Het feit dat er al gescreend is, sluit tbc niet uit. Ook jaren na binnenkomst in Nederland kan de ziekte tot uiting komen. De therapietrouw laat nogal eens te wensen over zodat de huisarts een belangrijke rol kan spelen in de begeleiding van tuberculosepatiënten.

Inleiding

Tuberculose is geen verdwenen ziekte. Wereldwijd is tbc nog steeds een van de belangrijkste doodsoorzaken. Volgens de WHO waren er in 1997 16,2 miljoen bestaande gevallen van tbc en kwamen er 7,96 miljoen nieuwe bij. De onderzoekers schatten dat 1,86 miljard mensen – bijna een derde van de wereldbevolking – is geïnfecteerd met de tuberkelbacil. In 1997 stierven 1,87 miljoen mensen ten gevolge van tbc. In sommige delen van Afrika liep de mortaliteit op tot meer dan 50% van de mensen met een bekende besmetting. Vooral onder invloed van de aidsepidemie neemt het aantal gevallen van tbc weer toe.[1]

In Nederland daalde het aantal tuberculosepatiënten sinds de jaren zestig flink, met 5 tot 6% per jaar, maar sinds 1987 is er weer een stijging. In 1994 was er een piek in de incidentie met 1811 nieuwe patiënten met actieve tbc. Daarna is er weer een daling te constateren. In 1998 werden 1341 nieuwe patiënten geregistreerd.[2,3] Veel huisartsen zullen in hun praktijk niet of zelden tuberculosepatiënten zien. In dit artikel wordt aan de hand van casuïstiek duidelijk gemaakt dat de diagnose tbc misschien vaker zou moeten worden overwogen.

Een 29-jarige man uit Somalië

Patiënt A is een 29-jarige Somalische man die zich in 1995 als asielzoeker in ons land meldde. Het is niet te achterhalen of hij volgens de richtlijnen getest is op tbc door middel van een X-thorax. Hij kwam drie jaar later voor het eerst in de praktijk. Hoewel het consult bedoeld was voor een andere Somalische man, vroeg de huisarts naar zijn klachten, omdat hij er zo slecht uit zag. Hij vertelde dat hij erg hoestte en zo'n tien kilo was afgevallen in twee maanden. De huisarts dacht onmiddellijk aan tbc en liet een X-thorax maken en laboratoriumonderzoek verrichten. De radioloog vond een pneumonie van de rechter bovenkwab. De BSE was 76 mm. Besloten werd eerst een kuur met amoxicilline te geven en hem goed te controleren.

Na de kuur was er geen verbetering. Hij hoestte nu ook af en toe bloed op. Op de tweede X-thorax waren er progressieve infiltratieve afwijkingen te zien. Cave tbc. Hij werd daarop meteen naar de longarts verwezen, die de diagnose open longtuberculose bevestigde. De patiënt kreeg een cocktail van vier tuberculostatica, INH, Rifampicine, Pyrazinamide, Ethambutol en pyridoxine (vitamine B6).

Na een jaar bezocht hij de huisarts weer, omdat hij zich niet goed voelde. Hij vertelde nu dat hij maar twee maanden tabletten had geslikt. Navraag bij de apotheek leerde dat de medicijnen voor slechts zes weken in totaal waren afgeleverd.

In overleg met de longarts werd onmiddellijk nieuw onderzoek gedaan. Nog in de praktijk produceerde hij sputum voor de kweek. De X-thorax was nog even slecht als een jaar geleden, de BSE was nog 64 mm en het sputumonderzoek liet zuurvaste staven zien. De kweek (ontvangst acht weken later) liet een reincultuur van *Mycobacterium* zien, gelukkig gevoelig voor alle tuberculostatica. Nu was het zaak hem tot therapietrouw te bewegen.

Patiënt kwam echter niet opdagen op de gemaakte afspraak. Bezoek aan zijn huis leverde niets op. Niemand wist waar hij was. Een week later dook hij weer op. Hij was in België geweest, zei hij. De opnieuw geraadpleegde longarts besloot tot opname in een tuberculosecentrum.

Mijnheer A is daar wel aangekomen, maar vrijwel onmiddellijk weer weggelopen. Sindsdien is hij spoorloos en loopt dus nog steeds rond met open tbc.

Een 15-jarig meisje uit Somalië

Patiënt B, een Somalisch meisje van 15 jaar, komt een half jaar na haar komst in Nederland – in 1998 – voor het eerst bij de huisarts. Zij was in het OC Leiden opgevangen. Daar had men het gebruikelijke thoraxonderzoek gedaan en geen afwijkingen gevonden. Nu komt zij met een grote harde zwelling links in de hals. De BSE is 45 mm, verder is het bloedonderzoek normaal.
Met de verdenking op tbc wordt zij verwezen naar de internist voor aanvullende diagnostiek. Die puncteert de klier. De polymerasekettingreactie (PCR) op het *Mycobacteriumtuberculosis* complex is positief. Op basis hiervan wordt de diagnose lymfklier-tbc gesteld. Zij krijgt de bekende cocktail met vier soorten tuberculostatica (zie patiënt A). Na enkele weken meldt zij dat zij slechter is gaan zien. Vooral de rood- en groenperceptie is veranderd. Dit is een typische bijwerking van ethambutol.

Een 25-jarige vrouw uit Somalië

Patiënt C is een vrouw van 25 jaar, afkomstig uit Somalië, in Nederland sinds 1994. Zij heeft in het asielzoekerscentrum de gebruikelijke screening op tbc gehad.
De huisarts ziet haar met blauwe plekken op rug en armen twee maanden na de geboorte van haar eerste kind in 1997. Na enig doorvragen geeft zij toe door haar man te worden mishandeld. Hij slaat haar al langer. Zelfs in de zwangerschap heeft hij haar geschopt en geslagen. De huisarts adviseert aangifte te doen bij de politie. Dat doet zij ook. Haar man wordt verhoord en verlaat het huis.
Drie maanden later komt ze met rugklachten. Deze zouden zijn ontstaan na een val op de gladde vloer van de supermarkt. Het lijkt een simpele ischialgie en zij krijgt analgetica. Een maand later vertelt ze snel buiten adem te zijn. De huisarts denkt aan een anemie, maar kan dat met bloedonderzoek niet bevestigen (BSE 41, Hb 7,1, verder geen bijzonderheden).
Als zij zes weken later weer op het spreekuur komt, vertelt zij al drie maanden slecht te slapen vanwege pijn in de rug uitstralend naar het linkerbeen. Zij wordt nu verwezen naar de neuroloog. Deze maakt een gewone röntgenfoto van de lumbale wervelkolom, waarop een forse destructie te zien is van L4, volgens de radioloog verdacht voor tbc. Een naaldbiopsie van de wervel laat een granulomateuze ontsteking zien, ZN-kleuring negatief.

De diagnose tuberculeuze spondylitis wordt niettemin gesteld. In verband met de sociale problematiek, haar nog zeer kleine baby en de kans op herhaling van het geweld door de man, wordt zij opgenomen in een gespecialiseerd tuberculosecentrum. Zij herstelt voorspoedig.
Na drie maanden gaat zij naar huis met een cocktail van INH/rifampicine/ethambutol/pyridoxine. Pyrazinamide en kanamycine waren na twee maanden gestopt. Zij dient de medicijnen negen maanden te gebruiken.
Na zes maanden meldt zij zich in verband met problemen met scherp zien. Onder verdenking van een neuritis optica werd de ethambutol gestaakt en vervangen door ofloxacin.

Een 57-jarige vrouw uit Columbia

Patiënt D is een vrouw van 57 jaar, afkomstig uit Columbia. Zij zegt in haar land als kind een BCG-vaccinatie te hebben gehad. Zij kwam naar Nederland in 1992 door haar huwelijk met een Nederlandse man. Via de GGD heeft zij enkele malen een X-thorax gehad, die steeds goed was. De huisarts ziet haar in juni 1997 voor het eerst. Zij klaagt dan over pijn in beide benen en pijn in diverse gewrichten. De BSE van 36 mm leidt niet tot actie.
In juli 1998 meldt zij zich weer met vele klachten: 'alles doet pijn van top tot teen'. Het laboratoriumonderzoek wordt herhaald. De BSE is nu 45 mm. Omdat ook de kleine gewrichten van beide handen zijn gezwollen, wordt zij naar de reumatoloog verwezen onder verdenking van reumatoïde artritis. De reumatoloog maakt uiteindelijk een botscan die lijkt te wijzen op metastasen van een vooralsnog onbekende maligniteit.
Tijdens de lange speurtocht naar de vermeende primaire tumor wordt de pijn ondraaglijk. Zelfs fentanyl-pleisters van 5 mg zijn niet voldoende om de pijn te bestrijden.
In verband met een verminderd gevoel in het onderlichaam vanaf de bovenbuik wordt patiënte dan naar de neuroloog verwezen. Op de MRI-scan van de thoracale wervelkolom is een ruimte-innemend proces te zien bij de corpora Th 2 t/m Th 6. De orthopeed verricht een CT-geleide punctie van Th 4 en vindt pus. De ZN-kleuring is negatief maar de PCR blijkt positief voor tbc. De diagnose is dus tuberculeuze spondylitis. Besloten werd mevrouw D te behandelen met de gebruikelijke cocktail van tuberculostatica en absolute bedrust.
Aangezien op de MRI-scan twee maanden na de start van de medicatie geen verbetering van het uitgebreide abces wordt gevonden, wordt patiënte overgeplaatst naar een tuberculosecentrum. Enige maanden later wordt zij geopereerd, waarbij een grote hoeveelheid purulent materiaal wordt verwijderd. De wervels lijken voldoende intact, zodat wordt afgezien van botimplantaten. Mevrouw D is uiteindelijk goed hersteld.

Een 34-jarige man uit Marokko

Patiënt E is een man van 34 jaar, afkomstig uit Marokko. Hij woont al lang in Nederland. Hij komt bij zijn huisarts met zeer verschillende klachten, waaronder buikpijn, rugpijn en hoofdpijn; de hoofdpijn verergert bij seksueel contact. Gedacht wordt aan een psychogene oorzaak. Als hij tijdens de vakantie Marokko bezoekt, raadpleegt hij daar een dokter, die hem iets voorschrijft voor zijn pijnklachten, waarschijnlijk prednison. Terug in Nederland ontstaat een conflict met de huisarts, waarna de relatie wordt verbroken.
De man gaat naar de nieuwe huisarts met het verhaal van hoofdpijn die sinds twee weken alleen maar erger wordt. Pijnstillers helpen niet. De huisarts verwijst hem naar de internist en deze besluit tot opname. Patiënt heeft dan ook koorts, verminderde eetlust en misselijkheid met braken. Bij het bloedonderzoek blijkt de BSE 37 mm, verder zijn er geen afwijkingen; X-thorax: geen afwijkingen.
De neuroloog wordt in consult gevraagd. Er is een lichte meningeale prikkeling; verder neurologisch onderzoek levert geen afwijkingen op. De neuroloog gaat ervan uit dat in dit soort gevallen een tuberculeuze meningitis bestaat tot het tegendeel is bewezen. Er wordt gestart met tuberculostatica en de patiënt knapt gedurende de therapie aanzienlijk op.
In de liquor wordt aanvankelijk een zwak positieve PCR gevonden. Uiteindelijk wordt de diagnose bevestigd, doordat uit het bloed zuurvaste staven worden gekweekt.

Besmetting

Besmetting met tuberculose kan alleen plaatsvinden door aanhoesten door de 'bron', een patiënt met open longtuberculose. Dit kan gebeuren als men in dezelfde ruimte is of met elkaar spreekt. Tijdens het inademen kunnen tuberkelbacillen het lichaam binnendringen. Een goede hoesthygiëne verkleint de kans op een besmetting.[4]

Veel mensen zijn drager van de tuberkelbacil, maar niet iedere drager krijgt ook tbc. De ziekte openbaart zich bij één tot twee van elke tien besmette mensen – vaak al vrij snel, maar soms kan dat ook wel veertig jaar of langer duren.

In Nederland zijn twee miljoen 60-plussers drager van de tuberkelbacil. Vóór de Tweede Wereldoorlog kwam tbc in Nederland op grote schaal voor. Eens besmet is altijd besmet. Slechts enkelen van die 60-plussers zullen ooit ziek worden. Het immuunsysteem van hun lichaam houdt die tuberkelbacil meestal onder controle. Maar anderen kunnen op een gegeven moment tóch nog tuberculose krijgen (endogene reactivering). Dat heeft meestal te maken met een weerstandsvermindering, al dan niet veroorzaakt door andere ziekten. Het gebruik van immunosuppressiva kan ook luxerend werken. Het probleem bij de oudere, Nederlandse, patiënten is dat men vaak niet denkt aan de mogelijkheid van tuberculose.

Bij de patiënt van buitenlandse afkomst wordt er wel vaker aan gedacht, maar dan meestal als het gaat om pulmonale verschijnselen.

Behalve asielzoekers zijn er andere groepen die een hoger risico hebben om tuberculose te krijgen. Het gaat om immigranten uit landen met een hoge tuberculoseprevalentie, gedetineerden, gezinsleden, verzorgers, partners en andere nauwe contacten van besmettelijke bronpatiënten, oud-patiënten die niet of inadequaat zijn behandeld, drugsverslaafden, illegalen, zeevarenden, en dak- en thuislozen.

Onderzoek bij asielzoekers

Iedere asielzoeker behoort bij binnenkomst in ons land gescreend te worden op tuberculose door middel van een X-thorax. Veel asielzoekers zijn in hun eigen land gevaccineerd met BCG-vaccin, waardoor een mantouxtest een fout-positieve uitslag geeft. De Geneeskundige Hoofdinspectie van de Volksgezondheid adviseert elke zes maanden een controleonderzoek (X-thorax) te verrichten gedurende twee jaar na binnenkomst in Nederland. Volgens dezelfde richtlijnen zou bij het vervolgonderzoek voor asielzoekers onder de 26 jaar en bij afwezigheid van een BCG-litteken een mantouxtest verricht kunnen worden. Na twee maanden zou dat herhaald moeten worden ('two-step'-procedure). Bij een negatieve mantouxtest vindt gedurende ten minste twee jaar periodieke controle van de mantouxtest plaats. Kinderen jonger dan 12 jaar komen in aanmerking voor BCG-vaccinatie.[5]

Volgens deze richtlijnen zou iedere asielzoeker boven de 26 jaar dus minstens vier keer een X-thorax moeten krijgen en onder de 26 jaar (zonder BCG-litteken) de eerste keer een X-thorax en daarna twee keer kort achter elkaar een mantouxtest en daarna 'periodiek' (niet nader omschreven). Bij uitplaatsing in een gemeente is de GGD verantwoordelijk voor dit beleid. Voor de asielzoekers uit mijn eigen praktijk geldt dat deze onderzoeken in het algemeen niet volgens deze richtlijnen zijn verlopen. Verder dient het medisch dossier zo snel mogelijk opgestuurd te worden naar de nieuwe huisarts in de desbetreffende gemeente. 'Elke huisarts die na uitplaatsing een asielzoeker of vluchteling in zorg krijgt, moet nagaan wat er in het kader van de tbc-bestrijding is gebeurd.'[5] Helaas gaat dit vaak fout. Dossiers worden dikwijls laat of helemaal niet opgestuurd.

Klachten

Voor *longtuberculose* kan men onderscheid maken in algemene verschijnselen zoals koorts, nachtzweten, vermoeidheid, lusteloosheid, gebrek aan eetlust en gewichtsverlies. De meer specifieke verschijnselen voor longtuberculose zijn: hoesten, vaak weken aaneen, sputumproductie, hemoptoë en pijn op de borst. De symptomen kunnen in wisselende mate aanwezig zijn en kunnen variëren van mild tot ernstig. Bij alle vormen van tbc kan ook erythema nodosum optreden. De klachten van een patiënt met een *extrapulmonale vorm* van tbc kunnen zeer uiteenlopend zijn. Bij lymfekliertuberculose komt de patiënt vaak alleen met een pijnlijke, gezwollen klier, vaak in de hals. Bedenk echter dat ook de mediastinale klieren of klieren in de buikholte aangetast kunnen zijn. Zwelling van deze klieren geeft dan eerder benauwdheid respectievelijk buikpijn.

Bij *werveltuberculose* worden de klachten vooral bepaald door het stadium van de ziekte, de leeftijd van de patiënt, de locatie van de tuberculose, de aanwezigheid van neurologische afwijkingen, abcessen en/of fistelvorming. Bij circa 80% van de patiënten met werveltuberculose is pijn het belangrijkste symptoom.

Tuberculose van het *centrale zenuwstelsel* komt weinig voor en maakt 3% uit van de vormen van extrapulmonale tuberculose. Klachten als hoofdpijn, specifieke neurologische afwijkingen, koorts en bewustzijnsveranderingen zijn de belangrijkste verschijnselen.

Diagnostiek

De diagnostiek laat ons vaak in de steek.
- Bloedonderzoek laat, ook bij een actieve tuberculose, weinig tot geen afwijkingen zien. Wel is de BSE vaak (licht) verhoogd.
- Een thoraxfoto kan soms afwijkingen vertonen, maar men dient te bedenken dat het 'primair complex' op de longfoto meestal snel verdwijnt. De frequentie van extrapulmonale tuberculose is 30% bij Nederlandse patiënten en 40% bij niet-Nederlanders.[3] Een thoraxfoto kan in die gevallen geheel normaal uitvallen.
- Een mantouxtest is nuttig bij personen geboren ná 1 januari 1945, mits niet gevaccineerd met BCG. De mantouxtest is bij 10-20% van de onbehandelde gevallen van actieve tuberculose negatief. Wanneer de test na tien dagen herhaald wordt, is deze vaak wel positief. Het immuunapparaat was als het ware 'vergeten' hoe te reageren.[6]
- Met een PCR kan men het specifiek DNA van het *Mycobacterium tuberculosis* complex relatief snel aantonen. Inmiddels zijn zelfs al PCR-resistentiebepalingen mogelijk. De methode is evenwel duur en wordt slechts in enkele centra toegepast.
- Bij de aloude Ziehl-Neelsen-kleuring kijkt men maximaal 20 minuten door een microscoop op zoek naar rode staafjes. Bij een auraminekleuring is het zoeken naar staven gemakkelijker.
- De kweek (Löwenstein) is de 'de gouden standaard'. Helaas duurt het 6-8 weken voor de uitslag bekend is.
- Wanneer men er helemaal niet uitkomt en de verdenking op tbc blijft, is een proefbehandeling met tuberculostatica te overwegen. Een snelle verbetering van alle klachten kan zo de diagnose aannemelijk maken.[7]

De extrapulmonale vormen van tbc kunnen niet gescreend worden. De diagnostiek is vaak lastig. Recent werd hier ook nog eens op gewezen in het *Nederlands Tijdschrift voor Geneeskunde* naar aanleiding van een Somalische vrouw die intracerebrale tuberculomen bleek te hebben.[8]

Behandeling

De huisarts zal meestal niet zelf een behandeling starten. Wel zal de huisarts te maken krijgen met patiënten die lange tijd een cocktail van medicijnen moeten slikken. Soms wordt onze medewerking gevraagd wanneer de medicijnen onder toezicht moeten worden ingenomen. Deze aanpak ('directly observed treatment' – DOT) wordt door de WHO sterk gepropageerd om het effect van de tbc-bestrijding te verbeteren. In het algemeen echter is dit de taak van de verpleegkundige van de afdeling Tuberculosebestrijding van de GGD.

Om een constante bloedspiegel te bereiken dient de voorgeschreven dosis 1 × per dag op een vast tijdstip te worden ingenomen. Dat dit niet altijd lukt maakt de geschiedenis van patiënt A duidelijk. De huisarts heeft dan een signalerende taak, maar kan feitelijk niet heel veel doen.

Alcoholgebruik gaat niet samen met deze medicijnen. De leverfuncties kunnen ernstig aangetast worden. Langdurig in de zon verblijven wordt afgeraden in verband met fotoallergische reacties.

Nog enkele bijwerkingen:
- INH kan moeheid, hoofdpijn, concentratiestoornissen en huiduitslag veroorzaken. Om eventuele neurotoxische bijwerkingen van INH tegen te gaan, wordt meestal Pyridoxine (vitamine B6) voorgeschreven.
- Rifampicine geeft soms maag-darmklachten. Verder treedt er een rode verkleuring van de urine, ontlasting of andere lichaamsvochten op. De rode kleurstof kan zachte contactlenzen blijvend beschadigen.
- Pyrazinamide kan weer maag-darmklachten en ook gewrichtspijnen geven.
- Bij ethambutol kan het onderscheiden van kleuren moeilijker worden; soms gaat men minder scherp zien (patiënten B en C).

In Nederland is 1,1% van de bekende tuberculosepatiënten besmet met de multiresistente tuberkelbacil. Het gaat dan om bacteriën die ten minste resistent zijn voor INH én Rifampicine. De toenemende weerstand van de bacil is vooral het gevolg van de behandeling met een verkeerde combinatie medicijnen of in een te lage dosering. Ook wanneer de medicijnenkuur niet goed wordt ingenomen, is kans op de vorming van resistentie aanwezig.[3]

Conclusie

De klachten van patiënten met tuberculose kunnen vaag zijn. De huisarts moet afgaan op de anamnese, de 'klinische blik' en het niet-pluisgevoel.

Belangrijk is dat men zich realiseert dat het niet altijd gaat om pulmonale tuberculose. Een eerder gemaakte thoraxfoto zonder afwijkingen sluit extrapulmonale tuberculose absoluut niet uit.

De screening op tbc van asielzoekers bij binnenkomst in Nederland gebeurt wel systematisch, maar het geadviseerde schema wordt zelden voltooid. Patiënten die behandeld worden, dient men goed te begeleiden. Duidelijke afspraken tussen longarts en huisarts zouden kunnen helpen bij het bevorderen van de therapietrouw van patiënten.

Dankbetuiging

Met dank aan collega R. van Altena, longarts, verbonden aan Tuberculosecentrum Beatrixoord in Haren, voor zijn commentaar op een eerdere versie van dit artikel.

Literatuur

1 Dye C, Scheele S, Dolin P, et al. Consensus statement. Global burden of tuberculosis: estimated incidence, prevalence and mortality by country. JAMA 1999;282;677-86.
2 Tent M. Tuberculose: een ziekte van deze tijd. Tijdschrift Huisartsgeneeskunde 1999; 16:191-3.
3 Index Tuberculosis 1998. Koninklijke Nederlandse Centrale Vereniging tot bestrijding der Tuberculose
4 Tuberculose? Nog springlevend! [Brochure]. Koninklijke Nederlandse Centrale Vereniging tot bestrijding der Tuberculose, 1998.
5 Richtlijnen voor onderzoek op infectieziekten in het bijzonder tuberculose bij vluchtelingen en asielzoekers. GHI-bulletin, september 1992.
6 Tuberculosebestrijding. IGZ bulletin, november 1996.
7 Gyselen A. Tuberculose. Epidemiologie, verschijningsvormen, behandeling, preventie. Bijblijven 1986;2;54-64.
8 Feenstra B, Termeer A, Verhagen W, et al. Intracerebrale tuberculomen bij een zwangere Somalische. Ned Tijdschr Geneeskd 1999;49:2475-8.

Wie zijn neus schendt...

Over oogafwijkingen bij herpes zoster

W. Opstelten en M.J.W. Zaal

Eerder verschenen in Huisarts Wet 2004;47(11):530-3.

Inleiding

In leerboeken wordt geadviseerd bij patiënten met gordelroos in het gelaat te letten op de aanwezigheid van blaasjes op de neuspunt.[1] Deze blaasjes zouden erop wijzen dat ook het oog bij de ontsteking betrokken is. Wij bespreken echter twee patiënten die een ernstige infectie van het oog ontwikkelden zonder huidafwijkingen op de neuspunt.

Het niet tijdig herkennen van een oogontsteking door het varicellazostervirus kan serieuze gevolgen hebben, ook op lange termijn. In deze klinische les geven wij aan wanneer de huisarts bedacht moet zijn op oogheelkundige complicaties bij herpes zoster ophthalmicus en geven wij richtlijnen voor het te volgen beleid bij immuuncompetente patiënten.

De kern

- Bij een goede interpretatie is het teken van Hutchinson een belangrijke risico-indicator voor het optreden van een oogontsteking bij herpes zoster ophthalmicus (HZO).
- Omdat een eenmaal doorgemaakte HZO gevolgen kan hebben op lange termijn, moet de aandoening worden vermeld in de medische historie van de patiënt.

Casuïstiek

De heer Koningsbergen, een 70-jarige man, met in zijn voorgeschiedenis COPD en benigne prostaathypertrofie, consulteert zijn huisarts met een sinds vijf dagen bestaande progressieve, branderige pijn aan de rechterzijde van zijn voorhoofd. Sinds drie dagen heeft hij daar ook last van huiduitslag. Bij onderzoek ziet de huisarts in het dermatoom van de eerste tak van de nervus trigeminus erytheem met blaasjes. Ook aan de zijkant van de neus ziet de huisarts enkele blaasjes, maar niet op de neuspunt. Het oog is niet rood. Omdat de huiduitslag al drie dagen bestaat, ziet de huisarts af van het voorschrijven van antivirale medicatie en adviseert hij de heer Koningsbergen voor de pijn paracetamol te gebruiken. Een week later bezoekt de patiënt opnieuw zijn huisarts. Hij heeft nog steeds veel pijn ter plaatse van de huiduitslag, maar bovendien klaagt hij over een diepe pijn in het rechter oog, die hij vergelijkt met kiespijn. Licht kan hij moeilijk verdragen. Bij onderzoek valt een vernauwde, zwak op licht reagerende pupil op, met een combinatie van oppervlakkige conjunctivale en diepe pericorneale vaatinjectie. Op grond van dit klinische beeld wordt de patiënt naar de oogarts verwezen, die een uveitis anterior vaststelt. Vrij spoedig na het starten van de behandeling (prednisolon-oogdruppels en atropine-oogdruppels) verdwijnen de roodheid en de fotofobie. De aanvalsgewijze pijnklachten van het voorhoofd zijn echter na zes maanden nog steeds aanwezig. Vooral 's nachts heeft de heer Koningsbergen daar veel last van.

Mevrouw Schuttersveld is een 83-jarige vrouw met coxartrose en hypertensie in haar voorgeschiedenis. Ze vraagt een visite aan omdat ze sinds enkele dagen klachten heeft van koorts, algemene malaise en een branderig gevoel aan haar voorhoofd. Bovendien heeft ze die dag bij het opstaan op haar voorhoofd een huiduitslag bemerkt. Bij onderzoek ziet de huisarts een matig zieke vrouw met een temperatuur van 38,8 °C. De linkerzijde van haar voorhoofd is erythemateus met gegroepeerde blaasjes. Het oog is niet rood. De huisarts stelt de diagnose gordelroos en schrijft haar antivirale medicatie en pijnstillers voor. Een week na het uitbreken van de huiduitslag krijgt ze last van haar linker oog: het traant en ze heeft het gevoel alsof er iets in zit. Bovendien ziet ze er minder goed mee. De opnieuw geconsulteerde huisarts ziet dat de uitslag zich fors heeft uitgebreid en dat nu ook op de zijkant van de neus korstjes te zien zijn. Het oog is diffuus rood met normale pupilreacties. Hij verwijst mevrouw Schuttersveld naar de oogarts, die een keratitis vaststelt en de antivirale medicatie continueert gedurende in totaal drie weken. Daarnaast krijgt de patiënte een indifferente oogzalf voorgeschreven gedurende tien dagen. Vier weken later lijkt het oog volledig genezen.

Het varicellazostervirus: komen en gaan

Een eerste infectie met het varicellazostervirus veroorzaakt waterpokken, meestal een onschuldige kinderziekte die vooral optreedt tussen het tweede en zesde levensjaar. Bij volwassenen komen zelden waterpokken voor. Bij hen zijn de algemene symptomen meer uitgesproken en is de kans op complicaties (pneumonie) groter.

Waterpokken zijn zeer besmettelijk. De aandoening wordt aerogeen overgebracht vanuit de keel of via direct contact met de inhoud van de blaasjes. De besmettelijkheid duurt van maximaal vijf dagen voor het begin van de huiduitslag tot zes dagen na het ontstaan van de blaasjes. Na genezing blijft het virus levenslang aanwezig in sensibele ganglia.

Op latere leeftijd kan het virus weer actief worden en gordelroos (herpes zoster) veroorzaken. Het virus verspreidt zich dan vanuit het sensibele ganglion via een spinale of hersenzenuw (meestal de nervus trigeminus) naar het bijbehorende dermatoom en veroorzaakt daar een overgevoeligheid van de huid, toenemende pijnsensaties en kenmerkende huidafwijkingen met eenzijdig gegroepeerde blaasjes en erytheem.

De reactivering van het virus hangt samen met een verminderde, aan de leeftijd gerelateerde virusspecifieke immuniteit. De aandoening komt dan ook vooral voor bij ouderen. Bij mensen ouder dan 80 jaar is de incidentie 9,6 per 1000 personen per jaar, terwijl de gemiddelde incidentie 3,2 per 1000 personen per jaar bedraagt. Anders geformuleerd: de kans om ooit gordelroos te krijgen, is ongeveer 20%. Naar schatting krijgt 1 op de 100 personen herpes zoster ophthalmicus.[2,3]

Patiënten met een verzwakt immuunsysteem lopen een verhoogd risico op herpes zoster (vooral patiënten met een hematologische maligniteit). Dat herpes zoster in het algemeen wordt uitgelokt door onderliggende ernstige pathologie (zoals een maligniteit) of stress is echter niet bewezen.[4,5,6]

De belangrijkste complicaties van herpes zoster zijn postherpetische neuralgie en oogcomplicaties na herpes zoster ophthalmicus.

Oogafwijkingen door het varicellazostervirus

Herpes zoster ophthalmicus (HZO) is een potentieel ernstige aandoening die kan leiden tot hevige en vaak langdurige pijnklachten. Beschreven is dat (in de tweede lijn) zonder antivirale behandeling bij ongeveer 50% van de patiënten met HZO oogcomplicaties ontstaan.[7] Vrijwel altijd is er dan sprake van een conjunctivitis. Ernstigere aandoeningen zijn keratitis, uveitis en neuritis optica van het aangedane oog. Wanneer deze ontstekingen niet tijdig en adequaat worden behandeld, kan het gezichtsvermogen blijvend worden aangetast. Door vertroebeling en verandering van vorm verliest de cornea aan optische kwaliteit. Sensibiliteitsvermindering van de cornea maakt het oog vatbaarder voor uitdroging en infecties. Doordat een beschadiging door de patiënt niet wordt gevoeld, zal relatief gemakkelijk een ulcus kunnen ontstaan.

Wanneer is het oog aangedaan?

Bij herpes zoster van de eerste tak van de nervus trigeminus (nervus ophthalmicus) moet men altijd bedacht zijn op het ontstaan van oogafwijkingen. Van prognostische waarde hierbij is het teken van Hutchinson. Dit klinische fenomeen werd reeds in 1892 beschreven en wordt gebruikt om aantasting van het oog aan de aangedane zijde te voorspellen op basis van huidlaesies in het gebied van de nervus nasociliaris, een zenuwtak die tevens de gevoelszenuwen van het oog bevat.[1] Ten onrechte wordt, ook in de recente literatuur,[8,9] gepropageerd bij HZO de aandacht vooral te richten op de neuspunt (verzorgd door de externe nasale tak). De nervus nasociliaris verzorgt echter de huid van de gehele zijkant en van de wortel van de neus, evenals de mediale ooghoek (infratrochleaire tak; zie figuur). Ook bij het ontbreken van blaasjes op de neuspunt kan het oog dus bij de ontsteking betrokken zijn, zoals uit de beschreven casus blijkt.[10] Meestal gaan de herpesblaasjes enkele dagen vooraf aan de roodheid van het oog.

Een oogontsteking manifesteert zich meestal als een conjunctivitis, die zich kan uitbreiden tot de cornea. Ook de oogleden kunnen gezwollen zijn. Een keratitis wordt gekenmerkt door pijn en een verminderde sensibiliteit van de cornea. Door aankleuring van de cornea met fluoresceïne kunnen microdendritische ulcera zichtbaar worden, hoewel deze vaak (zelfs met een spleetlamp) moeilijk te zien zijn. Een verminderde en pijnlijke reactie op licht kan een symptoom zijn van een uveitis.

Wat te doen?

Voor het beleid bij HZO bestaan in Nederland geen geautoriseerde richtlijnen. Omdat onderzoeken met antivirale middelen vaak zijn uitgevoerd bij verwezen patiënten, een kleine omvang hebben of niet placebogecontroleerd zijn, zal iedere richtlijn voor het beleid van de huisarts enigszins arbitrair zijn.

Uit onderzoek blijkt dat vroegtijdige behandeling (binnen 72 uur) met aciclovir (vijfmaal daags 800 mg gedurende 7 dagen) het percentage oogcomplicaties bij patiënten met HZO reduceert van 50 naar 20-30%. Ook de acute pijn neemt door deze vroege behandeling af.[11] Valaciclovir (driemaal daags 1000 mg)[12] en famciclovir (driemaal daags 500 mg)[13] bleken in een vergelijkend onderzoek met aciclovir even effectief. Omdat het beloop bij de eerste symptomen van HZO onvoorspelbaar is, adviseren wij antivirale middelen voor te schrijven aan alle patiënten met HZO, ongeacht de leeftijd en de ernst van de symptomen, en hen na maximaal een week terug te zien.

Nooit is onderzocht of het starten van antivirale medicatie na 72 uur nog zinvol is. Het is ons inziens echter te verdedigen ook na deze termijn antivirale middelen voor te schrijven aan ouderen met HZO. Bij hen verloopt de afweer meestal trager, waardoor het virus langer in het oog aantoonbaar is.[14]

Het is echter niet bewezen dat het optreden van postherpetische neuralgie door het gebruik van antivirale middelen vermindert.[15]

De toegevoegde waarde van aciclovir oogzalf is niet onderzocht. Monotherapie met aciclovir oogzalf lijkt ontoereikend.[16] Bij een ernstige ontsteking van het oog adviseren wij aciclovir oogzalf voor te schrijven als aanvulling op orale antivirale behandeling. Daarmee worden tot in de voorste oogkamer veel hogere concentraties van dit middel bereikt dan met alleen orale toediening. Regelmatig gebruik van een indifferente oogzalf of ooggel is geïndiceerd wanneer door een verminderde functie van de oogleden de ooglidsluiting onvoldoende is, waardoor uitdroging van de cornea dreigt.

Het teken van Hutchinson in de vroege fase van HZO en een rood oog in een latere fase vormen een indicatie voor beoordeling door een oogarts. De vroege laesies (zoals conjunctivitis en oppervlakkige keratitis) zijn in het algemeen self-limiting. De oogheelkundige complicaties ontwikkelen zich meestal vanaf de tweede week na het ontstaan van de roodheid. Daarom is er geen reden voor een spoedverwijzing. Bij alarmsymptomen (pijn, daling of verandering van het gezichtsvermogen, lichtschuwheid) is echter directe beoordeling door een oogarts aangewezen.[17]

Altijd een wakend oog

Een oog dat eenmaal door herpes zoster is aangedaan, zal altijd extra kwetsbaar blijven. Ook maanden tot jaren na de acute fase van HZO kunnen zich nog complicaties voordoen. Door aantasting van de zenuwfunctie en een daardoor vertraagde epithelialisatie kan beschadiging van de cornea optreden. Hiermee moet rekening worden gehouden wanneer patiënten een ziekteperiode doormaken met een verminderd bewustzijn en bij oogheelkundige ingrepen. Het verdient dan ook aanbeveling een doorgemaakte oogontsteking bij HZO in de medische historie van de patiënt te vermelden.

Conclusie

Bij HZO bestaat het risico van oogheelkundige complicaties met blijvende gevolgen, ook wanneer de neuspunt vrij is van blaasjes. Dit risico kan worden verkleind door tijdig orale antivirale medicatie voor te schrijven en het oog adequaat te beschermen. Een rood oog bij HZO moet altijd door een oogarts worden beoordeeld. Is het oog eenmaal aangedaan, dan zal het altijd extra kwetsbaar blijven door een permanente vermindering van de gevoeligheid van het hoornvlies.

Literatuur

1. Hutchinson J. A clinical report on herpes zoster frontalis seu ophthalmicus (shingles affecting the forehead and the nose). Royal London Ophthalmic Hospital Report 1865; 5:191-215.
2. Hope-Simpson RE. The nature of herpes zoster: a long-term study and a new hypothesis. Proc R Soc Med 1965;58:9-20.
3. Sanders HWA. Herpes zoster in general practice [Proefschrift]. Helmond: 1968.
4. Ragozzino MW, Melton LJ, Kurland LT 3rd, Chu CP, Perry HO. Risk of cancer after herpes zoster: a population-based study. N Engl J Med 1982;307:393-7.
5. Schmader K, George LK, Burchett BM, Pieper CF. Racial and psychosocial risk factors for herpes zoster in the elderly. J Infect Dis 1998;178:S67-70.
6. Schmader K, Studenski S, MacMillan J, Grufferman S, Cohen HJ. Are stressful life events risk factors for herpes zoster? J Am Geriatr Soc 1990;38:1188-94.
7. Cobo M, Foulks GN, Liesegang T, Lass J, Sutphin JE, Wilhelmus K, et al. Observations on the natural history of herpes zoster ophthalmicus. Curr Eye Res 1987;6:195-9.
8. Eekhof JAH, Knuistingh Neven A, ThJM Verheij, redactie. Kleine kwalen in de huisartspraktijk. Maarssen: Elsevier, 2001.
9. Johnson RW, Dworkin RH. Treatment of herpes zoster and postherpetic neuralgia. BMJ 2003;326:748-50.
10. Zaal MJ, Volker-Dieben HJ, D'Amaro J. Prognostic value of Hutchinson's sign in acute herpes zoster ophthalmicus. Graefes Arch Clin Exp Ophthalmol 2003;241:187-91.
11. Cobo M, Foulks GN, Liesegang T, Lass J, Sutphin JE, Wilhelmus K, et al. Oral acyclovir in the treatment of acute herpes zoster ophthalmicus. Ophthalmology 1986;93:763-70.
12. Colin J, Prisant O, Cochener B, Lescale O, Rolland B, Hoang-Xuan T. Comparison of the efficacy and safety of valaciclovir and acyclovir for the treatment of herpes zoster ophthalmicus. Ophthalmology 2000;107:1507-11.
13. Tyring S, Engst R, Corriveau C, Robillard N, Trottier S, Slycken S van, et al. Famciclovir for ophthalmic zoster: a randomised acyclovir controlled study. Br J Ophthalmol 2001;85:576-81.
14. Zaal MJ, Volker-Dieben HJ, Wienesen M, Dámaro J, Kijlstra A. Longitudinal analysis of varicella-zoster virus DNA on the ocular surface associated with herpes zoster ophthalmicus. Am J Ophthalmol 2001;131:25-9.
15. Opstelten W, Eekhof JAH, Knuistingh Neven A, Verheij ThJM. Herpes zoster. Huisarts Wet 2003;46:101-4.
16. Neoh C, Harding SP, Saunders D, Wallis S, Tullo AB, Nylander A, et al. Comparison of topical and oral acyclovir in early herpes zoster ophthalmicus. Eye 1994;8:688-91.
17. Blom GH, Cleveringa JP, Louisse AC, Bruin W de, Gooskens P, Wiersma Tj. NHG-Standaard Het rode oog. Huisarts Wet 1996;39:225-38.

Vitamine-D-deficiëntie, niet alleen bij migrantenvrouwen

Jankees de Ridder

Eerder verschenen in Huisarts Wet 2001;44(10):450-2.

Samenvatting

- Vitamine-D-deficiëntie kan klachten veroorzaken zoals spierzwakte en botpijn door het ontstaan van osteomalacie. Het was al bekend dat bij migrantenvrouwen in Nederland deze diagnose laat wordt gesteld. In deze casus wordt een autochtone Nederlandse vrouw gepresenteerd, bij wie vitamine-D-tekort de meest waarschijnlijke oorzaak van haar klachten is, welke na suppletie dan ook verdwijnen. Bij klachten als moeheid, spierpijn of botpijn moet aan de mogelijkheid van een vitamine-D-tekort worden gedacht en de blootstelling aan zonlicht in de anamnese betrokken worden.

Casus

Patiënte is een 40-jarige vrouw van Nederlandse afkomst. Ze woont samen met een vriendin en heeft een dochter van 19 jaar. Ze werkt zowel op kantoor als thuis als schrijfster. Zij rookt en gebruikt matig alcohol. Tot nu toe is zij altijd gezond geweest. Haar moeder heeft diabetes en hypertensie. Begin november 1999 komt zij met de klacht algehele malaise en lichte hoestklachten sinds drie weken. Bij een vervolgconsult in december blijkt de moeheid al drie maanden te bestaan. Lichamelijk onderzoek en laboratoriumonderzoek (BSE, bloedbeeld, kreatinine, TSH, SGOT, gamma-GT, glucose) vertonen dan geen afwijkingen. Begin maart 2000 meldt zij al drie à vier maanden veel pijn in de onderbuik links te hebben. Het is een brandende, drukkende pijn die erger is bij inspanning. Bij onderzoek is er alleen drukpijn op de laterale zijde links van het os pubis.

In de tussentijd heeft zij voor gynaecologische klachten een gynaecoloog bezocht, die desgevraagd op haar gebied geen oorzaak voor de buikpijn vond. Een geconsulteerde chirurg vraagt een echo aan, waarop geen liesbreuk te zien is. Een fysiotherapeut vindt geen verklaring voor de pijn vanuit het bewegingsapparaat.

Begin april worden de pijnklachten opnieuw doorgenomen. De pijnklachten wisselen sterk, lijken erger rond de menstruatie en verhevigen door lopen en inspanning. De patiënt is dan al zes maanden in de Ziektewet. Zij blijkt vegetariër, eet geen margarine en melkproducten en is veel binnenshuis. Een dan aangevraagd X-bekken vertoont geen afwijkingen. Bloedonderzoek laat een licht verlaagde vitamine-D-waarde zien (16,2 nmol (referentiewaarde: 17,7-113,3)) en een normale calcium- en fosfaatwaarde. De patiënte krijgt een recept voor driemaal daags 400 IE cholecalciferol.

Een maand later zijn de pijnklachten aanzienlijk verminderd en is patiënte minder moe. Zij blijkt naast de cholecalciferol, ook dagelijks levertraan en Davitamon® te hebben ingenomen en uitgebreid in de zon te hebben gezeten tijdens de mooie meidagen. Zij is van plan weer te beginnen met werken.

Nog weer twee maanden later voelt zij zich min of meer de oude. Op haar verzoek wordt het serum-vitamine-D bepaald; dit is dan 47,9 nmol/l.

Vormen en bronnen van vitamine D

Men onderscheidt vier vormen van vitamine D:[1] vitamine D_2 (ergocalciferol) komt voor in bepaalde voedingsmiddelen zoals paddenstoelen. Vitamine D_3 (cholecalciferol) zit in voedingsmiddelen van dierlijke oorsprong en wordt op wettelijk voorschrift toegevoegd aan margarine (300 IE per 100 gram). Dit is ook de vorm die de huid produceert onder invloed van ultraviolet licht. De lever produceert de metaboliet 25-hydroxyvitamine D (calcidiol); dit is een geschikte maat voor de vitamine-D-status. De nieren vormen de metaboliet 1,25-dihydroxyvitamine D (calcitriol): de fysiologisch actieve stof.

De belangrijkste bron van vitamine D is zonlicht. Het dagelijks buitenshuis verblijven met onbedekte handen en gezicht gedurende vijftien minuten levert gemiddeld per jaar 100-200 IE vitamine D per dag. Door consumptie van margarine en vette vis, zoals heilbot, zalm, makreel en haring wordt met de voeding de meeste vitamine D ingenomen. Eieren en avocado zijn in mindere mate een bron. Zuivelproducten bevatten relatief weinig vitamine D, in tegenstelling tot wat veel mensen denken.[2]

Vitamine-D-deficiëntie

Vitamine-D-deficiëntie kan osteomalacie veroorzaken, met botpijn, spierzwakte en moeilijk lopen als symptomen en een verhoogd risico op fracturen. Er zijn aanwijzingen dat vitamine-D-tekort ook een rol speelt bij het ontstaan van diabetes type 1 en 2, hypertensie, hartinfarct en bepaalde vormen van kanker, zoals colon- en prostaatcarcinoom.[3-6] Ook bij matige tekorten kunnen er biochemische en histologische afwijkingen zijn. Een myopathie kan alleen aanwezig zijn voordat zich biochemische tekenen van osteomalacie voordoen.[7] Risicofactoren voor het ontstaan van vitamine-D-deficiëntie zijn: een dieet deficiënt aan vitamine D en calcium; onvoldoende resorptie van vitamine D bij bijvoorbeeld coeliakie en M. Crohn; weinig blootstelling aan zonlicht en een gepigmenteerde huid. In een recent onderzoek werd bij adipeuze mensen (QI > 30) gevonden dat de opname van vitamine D bij blootstelling aan zonlicht veel lager was, namelijk 57% ten opzichte van mensen met een normaal gewicht.[8]

Migrantenvrouwen

Migrantenvrouwen met een donkere huidskleur die weinig buiten komen en hoofddoekjes dragen, kunnen gemakkelijk een vitamine-D-deficiëntie krijgen. In 1996 beschreven Nellen et al. zes migranten in Nederland die tussen de 7 en 107 maanden klachten hadden, voordat er na diverse onderzoeken en verwijzingen uiteindelijk een vitamine-D-deficiëntie werd vastgesteld als oorzaak van hun klachten.[9] Opmerkzaam gemaakt door dit artikel vonden we in onze praktijk tussen begin 1998 en medio 1999 bij zeven vrouwen uit Turkije en Marokko in de leeftijd van 26 tot 69 jaar een vitamine-D-deficiëntie met serumwaarden tussen 7 en 17,1 nmol. Deze vrouwen hadden allen moeheid als klacht; twee van hen hadden klachten van het bewegingsapparaat. Deze vrouwen kregen een oraal vitamine-D-preparaat voorgeschreven en via een voorlichtster eigen taal werd aan hen de aard van hun aandoening uitgelegd en werden ook dieetadviezen gegeven. Een eenmalige uitleg bleek vaak onvoldoende om aan deze vrouwen de boodschap goed over te brengen om in de toekomst een vitamine-D-tekort te voorkomen.

Prevalentie

Onderzoeken tussen 1970 en 1990[10] laten zien dat de vitamine-D-status verschilt per seizoen, land en breedtegraad. In de Verenigde Staten komt bij 9% van de jongvolwassenen een vitamine-D-deficiëntie voor in de winter; in Europa bij 40%, maar in Scandinavië weer veel minder door de consumptie van veel vis en visolie. Er zijn steeds meer aanwijzingen dat vitamine-D-tekort veel voorkomt bij ouderen en zieken. Bij onderzoek in de Verenigde Staten werd bij 40-60% van de opgenomen patiënten in verpleeghuizen en ziekenhuizen een vitamine-D-deficiëntie gevonden bij mensen die wel een aanbevolen hoeveelheid vitamine D in voeding of supplementen hadden gebruikt.[11-14] Recent onderzoek bij zestig gesluierde Arabische moslimvrouwen in Denemarken liet zien dat allen weinig vitamine D in het dieet gebruikten; 85% van hen had een ernstig vitamine-D-tekort (< 10 nmol) gepaard gaande met myopathie; 57% had daarnaast een secundaire hyperparathyreoïdie.[15]

Diagnostiek

De diagnose kan worden gesteld door het bepalen van serumcalcidiol. Ter ondersteuning van de diagnose kunnen in het serum calcium, fosfaat, alkalische fosfatase en PTH (parathyroïdhormoon) worden bepaald. Calcium, fosfaat en alkalische fosfatase zijn markers voor osteomalacie. Alkalische fosfatase is de betrouwbaarste: 14% vals-negatief en 8% vals-positief.[16] Samen met de bepaling van calcium en fosfaat wordt dit betrouwbaarder. Een histologisch aangetoonde osteomalacie kan voorkomen bij een normale (mogelijk herstelde) serumwaarde van vitamine D.[17] Als het calcidiol in de winter beneden 110 nmol daalt, gaat het PTH al langzaam stijgen; suppletie van vitamine D corrigeert deze stijging met een mogelijk gunstig effect.[18,19] Een verhoogd serum-PTH werd bij alle zes patiënten in eerdergenoemd onderzoek gevonden;[9] dit is een aanwijzing voor het bestaan van een secundaire hyperparathyreoïdie ten gevolge van het vitamine-D-tekort.

Therapie

Het *Farmacotherapeutisch Kompas* adviseert voor de behandeling van een vastgesteld vitamine-D-tekort oraal vitamine D_3 (cholecalciferol) in de vorm van druppels of tabletten in de dosering van 1000-2000 IE per dag. In sommige onderzoeken worden hogere doseringen vermeld zonder dat er bijwerkingen optraden. In één onderzoek werd gedurende acht weken 50.000 IE per week gegeven met gunstig effect op de correctie van secundaire hyperparathyreoïdie.[20] In een ander onderzoek werd het effect gemeten op het herstel van spierzwakte met parenterale doses cholecalciferol van 100.000 IE per week gedurende vier weken, daarna 100.000 IE per maand gedurende vijf maanden. Na drie maanden was de spierkracht significant verbeterd en na zes maanden vrijwel genormaliseerd.[7] Publicaties over vitamine-D-intoxicatie betreffen alle een inname van 40.000 IE of meer vitamine D per dag.[21] De geadviseerde dosering in het *Farmacotherapeutisch Kompas* is mogelijk te laag. Er bestaan geen placebogecontroleerde onderzoeken naar de behandeling van vitamine-D-tekort en deze zullen om ethische redenen ook niet worden verricht.

Preventie

Met een adequate blootstelling aan zonlicht is vitamine-D-tekort te voorkomen, ook zonder vitamine D in het dieet. Een te rigoureuze bescherming tegen zonlicht ter preventie van huidkanker moet dan ook worden genuanceerd, met name voor ouderen boven 50 jaar.[3] De aanbevolen hoeveelheid vitamine D in het dieet is 200 IE per dag voor volwassenen; voor personen tussen 51 en 70 jaar is dit 500 IE in Nederland (400 IE in de VS). Boven het zeventigste jaar wordt in de hele westerse wereld 600 IE geadviseerd. Gezien de hoge prevalentie van vitamine-D-tekort bij ouderen en het gunstige effect op het voorkómen van osteoporose zou dit wellicht 800-1000 IE per dag moeten zijn.[14,22,23] In het eerdergenoemde Deense onderzoek werd de benodigde hoeveelheid vitamine D voor gesluierde Arabische vrouwen berekend op 1000 IE per dag.[15]

Conclusie

Vitamine-D-deficiëntie komt veel voor, met name bij mensen die weinig aan zonlicht zijn blootgesteld zoals bedlegerigen en gesluierde vrouwen. Een langer bestaand vitamine-D-tekort zal leiden tot myopathie en osteomalacie. Voor de huisarts is het van belang om bij patiënten met moeheid, spierzwakte en bot- of spierpijn de zonexpositie en het dieet in de anamnese te betrekken en vaker het vitamine D in het serum te laten bepalen. Zo kan patiënten onnodig onderzoek worden bespaard en kunnen zij eerder met suppletie van vitamine D beginnen. Het *Farmacotherapeutisch Kompas* adviseert hiervoor een dosering van 1000-2000 IE per dag, maar ook hogere doseringen tot 10.000 IE per dag zijn veilig en zonder bijwerkingen.[21]

Literatuur

1. Hart W. Aanbevelingen voor calcium en vitamine D in het rapport 'Voedingsnormen' van de Gezondheidsraad. Ned Tijdschr Geneeskd 2000;144:1991-4.
2. Katan MB, Dusseldorp M van. Vitamine D gehalte van voedingsmiddelen. Ned Tijdschr Geneeskd 1987;131:428-30.
3. Holick MF. Sunlight 'D'ilemma: risk of skin cancer or bone disease and muscle weakness. Lancet 2001;357:4-6.
4. Boucher BJ. Inadequate vitamin D status: does it contribute to the disorders comprising syndrome 'X'? Br J Nutr 1998;79:315-7.
5. Boucher BJ. Sunlight 'D'ilemma. Lancet 2001;357:961.
6. Holick MF. Calcium and vitamin D. Diagnostics and therapeutics. Clin Lab Med 2000;20:569-90.
7. Glerup H, Mikkelsen K, Poulse L, Hass E, Overbeck S, Andersen H, et al. Hypovitaminosis D myopathy without biochemical signs of osteomalacic bone involvement. Calcif Tissue Int 2000;66:419-24.

8. Wortsman J, Matsuoka LY, Chen TC, Lu Z, Holick MF. Decreased bio-availability of vitamin D in obesity. Am J Clin Nutr 2000;72:690-3.
9. Nellen JFJB, Smulders YM, Frissen PJ, Slaats EH, Silberbusch J. Hypovitaminosis D in immigrant women: slow to be diagnosed. BMJ 1996;312:570-2.
10. McKennia MJ. Differences in vitamin D status between countries in young adults and the elderly. Am J Med 1992;93:69-77.
11. Gloth FM, Gundberg CM, Hollis BW, Haddad JG, Tobin JD. Vitamin D deficiency in homebound elderly persons. JAMA 1995;274:1683-6.
12. Thomas MK, Lloyd-Jones DM, Thadhani RI, Shaw AC, Deraska DJ, Kitch BT. Hypovitaminosis D in medical inpatients. New Engl J Med 1998;338:777-83.
13. Looker AC, Gunter EW. Hypovitaminosis D in medical inpatients. New Engl J Med 1998;339:344-6.
14. Utiger RD. The need for more vitamin D. New Engl J Med 1998;338:828-9.
15. Glerup H, Mikkelsen K, Poulsen L, Hass E, Overbeck S, Thomsen J, et al. Commonly recommended daily intake of vitamin D is not sufficient if sunlight exposure is limited. J Intern Med 2000;247:260-68.
16. Peach H, Compston JE, Vedi S, Horton LWL. Value of plasma calcium, phosphate, and alkaline phosphatase measurements in the diagnosis of histological osteomalacia. J Clin Path 1982;35:625-30.
17. Peach H, Compston JE, Vedi S. Value of the history in diagnosis of histological osteomalacia among Asians presenting to the NHS. Lancet 1983;322:1347-9.
18. Dawson-Hughes B, Harris SS, Dallal GE. Plasma calcidiol, season, and serum parathyroid hormone concentrations in healthy elderly men and women. Am J Clin Nutr 1997;65:67-71.
19. Krall EA, Sahyoun N, Tannenbaum S, Dallal GE, Dawson-Hughes B. Effect of vitamin D intake on seasonal variations in parathyroid hormone secretion in postmenopausal women. New Engl J Med 1989;312:625-30.
20. Malabanan A, Veronikis IE, Holick MF. Redefining vitamin D insufficiency. Lancet 1998;351:805-6.
21. Vieth R. Vitamin D supplementation, 25-hydroxyvitamin D concentrations, and safety. Am J Clin Nutr 1999;69:842-56.
22. Prince RL. Diet and the prevention of osteoporotic fractures. New Engl J Med 1997;337:701-2.
23. Dawson-Hughes B, Harris SS, Krall EA, Dallal GE. Effect of calcium and vitamin D supplementation in bone density in men and women 65 years of age and older. New Engl J Med 1997;337:670-6.

De nazaat van een kleurrijke horzel

Yvonne Gresnigt en Roy Beijaert
Eerder verschenen in Huisarts Wet 2003;46(10):564-5.

Inleiding

Met de toename van avontuurlijke reizen naar tropische streken wordt ook de kans groter om een bijzondere tropische aandoening mee naar huis te nemen.[1] Tropische witte raven van voorheen krijgen in de huisartsenpraktijk van vandaag geleidelijk een grijs kleed. Tot deze grijze vogels behoren ook de parasitaire huidaandoeningen.[2] In dit geval de cutane myiasis, waarbij een horzellarve opgroeit in de huid van een reiziger. De hierna beschreven patiënt kwam op het spreekuur in de praktijk in Utrecht. Tijdig herkennen van cutane myiasis en het paraat hebben van praktische behandelingsmogelijkheden kan het beperkte aantal patiënten dat met een dergelijke aandoening bij de huisarts komt een hoop ellende en een verwijzing besparen.

Casus

In september meldde de heer Maurits zich, een 38-jarige gezonde man op het spreekuur, daags na een vakantiereis in Guatemala waar hij onder andere een lange kanotocht over de Rio Dulce had ondernomen. Hij had sinds een week een 'pukkel' op zijn hoofd, die niet wilde genezen. Er kwam regelmatig wat bloederig vocht uit. De heer Maurits had geen koorts, geen pijn. De plek jeukte een beetje. Bij inspectie, vergemakkelijkt door patiënts kaalheid, openbaarde zich een kleine, furunkelachtige ontsteking van ongeveer 1 cm. Er had zich een crusta gevormd met wat induratie eromheen. De bult fluctueerde niet. Na het verwijderen van crustae en lichte expressie werd geadviseerd het wondje dagelijks uit te douchen. Na een week kwam de heer Maurits terug met, zoals hij dat zelf noemde 'zijn punthoofd'. Hij had ook nu geen koorts of malaise. Wel hoorde hij iets knagen. Pijn deed het niet.

De heer Maurits herinnerde zich niet tijdens zijn reis op het hoofd gestoken te zijn. De bult was gegroeid (3-4 cm). Bovenop zat een kraterachtige opening waaruit bloederig vocht lekte. Met een pincet werd de wond tot 1,5 cm diepte geëxploreerd. Behalve wat débris kwam er niets naar buiten. Omdat er geen duidelijke infectiekenmerken waren, besloten we geen antibiotica te geven, maar hem naar een tropenkliniek te verwijzen.

Bij het interdisciplinair huisartsenoverleg kwam het onderwerp ter sprake. Een collega adviseerde de wond met vaseline af te dekken, aangezien dat een eventuele parasiet vanwege zuurstofgebrek naar buiten zou kunnen lokken. De aanpak werd de heer Maurits via zijn voicemail voorgelegd.

De volgende dag verscheen hij op het inloopspreekuur. Hij moest lang wachten voor hij in het ziekenhuis terechtkon en vroeg daarom nu om radicale excisie van de wond met inhoud. Het tegenvoorstel was om eerst de aanpak met vaseline uit te proberen. Over de wond werd een dikke laag gewone vaseline aangebracht. De volgende ochtend had een rupsachtige parasiet zijn weg naar buiten gevonden. Het bleek te gaan om de larve van de *Dermatobia hominis*, een horzel uit Latijns-Amerika (figuur 1). Enkele dagen later was de wond restloos genezen. De afspraak met het tropenziekenhuis werd afgezegd.

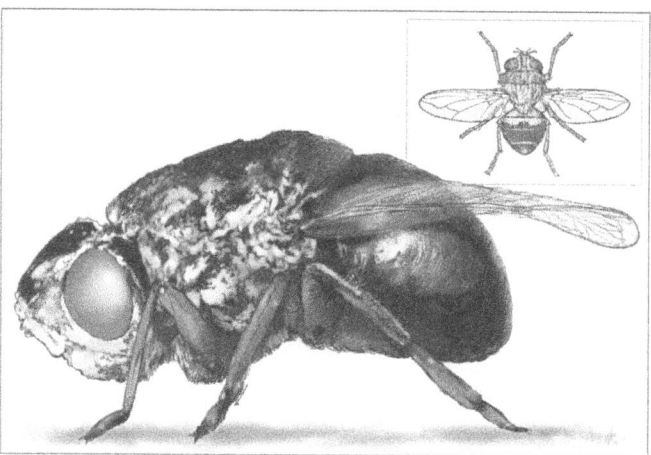

Figuur 1
Dermatobia hominis. Tekening: Luuk Poorthuis.

Bespreking

De heer Maurits had een vorm van cutane myiasis (myia = vlieg), een parasitaire huidinfectie door de larve van vlieg of horzel (figuur 2). De *Dermatobia hominis* is een horzel van 14 tot 16 millimeter, gemakkelijk te herkennen aan zijn eigele kop, zijn donkerblauwe lijf en zijn oranje poten.[3] Deze horzel leeft in Midden- en Zuid-Amerika. Eenzelfde soort myiasis komt voor in

Afrika, ten zuiden van de Sahara en wordt daar veroorzaakt door *Cordylobia anthropophaga*, de toemboe-vlieg.[3]

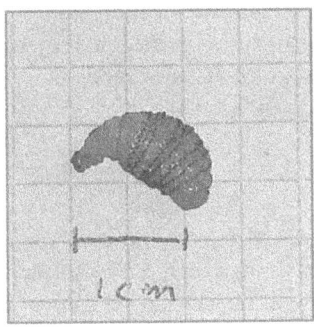
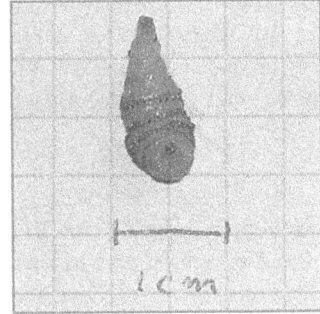

Figuur 2
De larve van de Dermatobia hominis. Links: zijaanzicht. Rechts: vooraanzicht. Vooraan de bolle zijde zijn de V-vormige kaken te zien.

Levenscyclus van Dermatobia hominis

De *Dermatobia hominis* is een niet-stekende horzel die leeft van kadavers. Het vrouwtje heeft de opvallende gewoonte om zich (vaak tijdens de vlucht) vast te klampen aan (meestal) muggen en twaalf tot twintig eieren af te zetten op de buik van de mug (vector). De kleverige eitjes blijven daar hangen totdat de mug zich gaat voeden met het bloed van mens of dier. De eitjes komen dan op de huid van de nieuwe gastheer. Soms zijn de eitjes zo rijp dat ze, geprikkeld door de lichaamswarmte van de gastheer, direct uitkomen. Een net uitgekomen larve (eerste stadium) heeft minder dan een halfuur nodig om zich met zijn forse kaken door de huid te boren. Soms gebruikt hij de muggensteekopening als porte d'entrée. Als hij niet wordt lastiggevallen, resideert de larve tien tot vijftien weken in de huid. In zijn spitse staart zitten ademspleten. Om te ademen steekt hij zijn staart in de richting van de ingang van zijn verblijfplaats.

Met doornachtige uitsteeksels verankert de larve zich in de huid waardoor hij lastig te verwijderen is. De larve voedt zich met bloedelementen en necrotisch weefsel. Na nog twee ontwikkelingsstadia verlaat de volgroeide larve (18-25 mm) de huid, valt op de grond en verpopt zich.[4] Drie weken later ontpopt zich een kleurrijke horzel.

Ziektebeeld

De patiënt zou zich eventueel een steek van een mug kunnen herinneren. Het is echter niet waarschijnlijk dat het binnendringen van de larve van de *Dermatobia hominis* gevoeld wordt. In de eerste week voelt de gastheer meestal niets, hooguit wat (nachtelijke) jeuk op de plek van de wond. Geleidelijk wordt een plekje zichtbaar dat in de tweede week op een furunkel gaat lijken. De wond groeit en kan met het vorderen der weken pijnlijk worden. Kenmerkend zijn de uitvloed van bloederig vocht en de ervaring dat er iets in de wond beweegt.[5] De beweging van de larve kan een pijnscheut geven. Er is lokale zwelling en weefseldestructie. Wanneer de omgevende huid rood wordt of warm aanvoelt, is er sprake van secundaire infectie, meestal met een stafylokok of streptokok (erysipelas). Als er geen secundaire infectie optreedt, geneest de wond snel nadat de larve de huid heeft verlaten.

Behandeling

Wanneer de opening in de huid luchtdicht wordt afgesloten, zal de larve, door zuurstofgebrek, meestal proberen naar buiten te kruipen. Er zijn veel afsluitmiddelen beschreven, zoals vaseline, superlijm, nagellak en kauwgum.[6] Een extra argument voor een dikke laag vaseline is het idee dat de larve (zoals bij de heer Maurits), na extrusie, eventueel in de vaseline blijft hangen en niet elders aan het graven slaat. Vergroting van de wondopening tezamen met expressie kan het uittreden van de larve bespoedigen. Ook is een aanpak beschreven waarbij een lokaal anestheticum wordt geïnjecteerd en de verdoofde larve door een vergrote wondopening met een pincet wordt verwijderd. De larve is dan echter nog wel eens incompleet, met de eventuele infectieuze gevolgen van dien. Een gifzuiger is een derde mogelijkheid. Het gaat dan om een *venom extractor* in de vorm van een injectiespuit met voorzetstuk dat op de huid aansluit. De larve wordt hiermee compleet naar buiten gezogen.[6] Wellicht is het zinnig om de larve vooraf te verdoven met een lokaal anestheticum, zodat hij zich niet actief kan fixeren. Bij een secundaire infectie is een nat verband nodig of, bij een ernstige bacteriële huidinfectie als erysipelas, een antibiotische aanpak. Als laatste alternatief wordt excisie, al of niet radicaal met het gehele ontstekingsgebied, beschreven.[7]

Conclusie

Met niet-invasieve methoden als afsluiten met vaseline of verwijdering met behulp van de gifzuiger lijkt cutane myiasis in de huisartsenpraktijk goed te behandelen. Tijdige herkenning van het huidbeeld zal daaraan een belangrijke bijdrage leveren. Kenmerken als niet-genezende zwelling met krater, aanhoudend sijpelen van bloederig vocht en bewegingssensatie bieden daarbij houvast. Bij tijdige herkenning zal verwijzing meestal niet nodig zijn en kan radicale excisie die in de heelkundeliteratuur sporadisch nog als behandeling van eerste keuze vermeld staat,[7] worden voorkomen.

Omdat reizen naar tropische regio's niet meer uitzonderlijk is, valt het te overwegen om bij de volgende herziening van de NHG Standaard (Bacteriële) Huidinfecties aandacht te besteden aan uitheemse huidinfecties.

Literatuur

1 Kain KC. Skin lesions in returned travelers. Med Clin North Am 1999;83:1077-102.
2 Johnston M, Dickinson G. An unexpected surprise in a common boil. J Emerg Med 1996;14:779-81.
3 Leenders ACAP, Brijker F, Nagtzaam Q. Het kruipt en het is…? Verdenking van myiasis. Infectie Bulletin 2002;13:291-3.
4 Horrevorts AM, Boutkan H, Breslau PJ, Bijlmer HA, Myiasis door Dermatobia hominis. Ned Tijdschr Geneeskd 1996;140:1083-5.
5 Guse ST, Tieszen ME. Cutaneous myiasis from Dermatobia hominis. Wilderness Environ Med 1997;8:156-60.
6 Boggild AK, Keystone JS, Kain KC. Furuncular myiasis: A simple and rapid method for extraction of intact *Dermatobia hominis* larvae. Clin Infect Dis 2002;35:336-8.
7 Sampson CE, MaGuire J, Eriksson E. Botfly myiasis: case report and brief review. Ann Plast Surg 2001;46:150-2.

Een bedrieglijke bijbal

A.T. van Westreenen-Luinenburg en M.P.A. Andriessen
Eerder verschenen in Huisarts Wet 2006;49(3):161-2.

Inleiding

De weg naar een juiste diagnose is soms bezaaid met valkuilen. Eén daarvan is dat de patiënt de diagnose zelf al gesteld heeft, omdat hij de klacht herkent. Het is verleidelijk om dan de diagnose al te gemakkelijk over te nemen. Het blijft echter belangrijk om de anamnese en het lichamelijk onderzoek met een open blik te verrichten, en niet al in het begin van het consult te focussen op slechts één diagnose. Daarbij moeten uiteraard de gegevens uit de anamnese passen bij de bevindingen van het lichamelijk onderzoek.

De volgende casus bevatte enkele valkuilen en wij vielen erin. Ook leerden wij dat indien een patiënt verwezen wordt omdat de huisarts een niet-pluisgevoel heeft, het belangrijk is afspraken te maken over het beleid bij negatieve bevindingen, met name bij verwijzing naar niet-algemene specialisten.

Casus

De heer Van Gispen, 62 jaar, die behalve een goed ingestelde hypertensie een blanco voorgeschiedenis had, bezocht het spreekuur. 'Ik heb weer een bij-balontsteking dokter, net als vorig jaar', meldde hij bij binnenkomst. Zijn klacht van pijn in de linker scrotumhelft bestond sinds een dag, maar was dusdanig hevig dat hij 'graag weer zo'n kuur' wilde. Bij onderzoek was de testikel palpatoir niet vergroot of drukpijnlijk, en ook onderzoek van de buik leverde geen bijzonderheden op. De brief van de uroloog van een jaar geleden vermeldde als diagnose voor de klachten toen een epididymitis, hoewel er ook op dat moment geen palpabele afwijkingen gevonden werden. De klachten verdwenen destijds na een kuur doxycycline. Mede gezien dit gegeven kreeg hij ook nu eenzelfde kuur.

De volgende dag bezocht de heer Van Gispen opnieuw het spreekuur, omdat de pijn – nog steeds alleen in de linker scrotumhelft gelokaliseerd – ondraaglijk was. Hij zag er bleek en grauw uit en klaagde over veel pijn; de bloeddruk bedroeg 140/85 mmHg en de pols 72/min. Onderzoek van het scrotum en de buik leverde wederom geen bijzonderheden op. Gezien de hevige pijn die niet goed verklaard kon worden werd patiënt na telefonisch overleg dezelfde middag door een uroloog gezien. Deze kon op urologisch gebied geen verklaring voor de pijnklachten vinden en stuurde de heer Van Gispen weer naar huis. Hij adviseerde hem 50 mg diclofenac te gebruiken tegen de pijn. De volgende morgen vroeg belde de echtgenote van patiënt met de vraag of er een dokter kon komen. Haar man braakte van de pijn, kon nauwelijks meer lopen en de pijnstillers hielpen niets. We troffen patiënt in bed aan, hevig transpirerend, bleek en grauw. De bloeddruk was 90/50 mmHg met een pols van 96/min. Wijzend naar zijn benen, buik en testis zei hij: 'De pijn zit overal dokter, ik houd het niet meer.' Hij werd met spoed naar het dichtstbijzijnde ziekenhuis gebracht, waar hij uiteindelijk een geruptureerd aneurysma van de abdominale aorta bleek te hebben. De heer Van Gispen werd direct geopereerd, waarbij aan het eind van de operatie inwendige hartmassage noodzakelijk was. Na een opnameduur van ruim zes weken is hij wonderwel hersteld van deze zware ingreep.

Beschouwing

Men spreekt van een aneurysma aortae bij een doorsnede van de aorta abdominalis > 3,5-4 cm. Een aneurysma met een diameter van 3,5-4,9 cm heeft een kans van 5% om binnen acht jaar te ruptureren, terwijl die kans bij een aorta met een diameter van > 5 cm zelfs 25% bedraagt.

De incidentie van het geruptureerde aneurysma aortae bedroeg in een grootschalig onderzoek gemiddeld 13,9 per 100.000 per jaar.

Aneurysma's van de abdominale aorta vormen 1-3% van de doodsoorzaken bij mannen van 65-85 jaar in westerse landen. Hoewel sommige mensen vage klachten hebben, zoals rug- of buikpijn, zijn de meeste aneurysma's asymptomatisch tot er een ruptuur optreedt. Een specifiek klachtenpatroon is vaak afwezig. Wel is bekend dat oudere mannen die roken of gerookt hebben en met hart- en vaatziekten in de voorgeschiedenis een verhoogd risico op een ruptuur hebben.

De overall mortaliteit van een geruptureerd aneurysma is 65-85%, waarbij de helft van de patiënten overlijdt voor ze het ziekenhuis bereiken. Het optreden van een ruptuur wordt gekenmerkt door (sub)acute pijn midden in de buik of de flank – die kan uitstralen naar de rug, maar ook naar het scrotum –, shock en de aanwezigheid van een pulserende zwelling in de buik. Tijdens en na de operatie is het risico op complicaties groot.

De diagnostiek van een geruptureerd aneurysma is in het klassieke geval wellicht niet moeilijk. In de praktijk blijkt het echter niet altijd zo duidelijk te liggen, waardoor de huisarts de patiënt naar een andere specialist dan de vaatchirurg verwijst.[1,2]

Door de uiteenlopende manier waarop het ziektebeeld zich kan presenteren, kan het erg lastig zijn de diagnose te stellen. In voorgaande casus liep echter ook een aantal andere zaken mis, waardoor deze levensbedreigende diagnose te laat werd gesteld.

Allereerst borduurden wij in het eerste consult voort op de diagnose van de patiënt die al voor binnenkomst meende te weten wat hem mankeerde. Het grote gevaar schuilt hierin dat de huisarts de anamnese en het lichamelijk onderzoek hierop richt en daarmee in de differentiële diagnostiek veel te beperkt gaat denken.

Acute epididymitis wordt gekarakteriseerd door unilaterale pijn in het scrotum en zwelling van de epididymis. Het moet worden onderscheiden van chronische epididymitis. Deze geeft persisterende pijn in het scrotum, vaak zonder scrotale zwelling.

Als andere symptomen van acute epididymitis kunnen dysurie, koorts en koude rillingen optreden. Vaak wordt de andere testikel ook aangedaan en ontstaat er een hydrokèle als gevolg van de ontsteking. Ook komt in veel gevallen scrotale roodheid voor. Voor de differentiële diagnose moet bij pijn in het scrotum gedacht worden aan een torsio testis of urethritis.[3]

Behalve de subacuut ontstane unilaterale pijn in het scrotum waren er bij onze patiënt geen aanwijzingen voor het bestaan van een acute epididymitis. Hoewel dit vaker voorkomt, maakt het de diagnose epididymitis wel minder waarschijnlijk. Toch beschouwden wij dit als de meest waarschijnlijke diagnose. De patiënt gaf immers aan exact dezelfde klachten te hebben als een jaar tevoren. Klachten die toen enkele weken aanhielden, uiteindelijk door een uroloog geduid werden als epididymitis en verdwenen met een kuur doxycycline. Een patiënt die voor de tweede keer binnen 24 uur komt met hevige pijn die blijkbaar niet op de aangegeven plaats ontstaat, had bij ons andere alarmbellen moeten doen rinkelen. We hadden ons moeten afvragen waar de uitstralende pijn vandaan kwam. Wellicht was verwijzing naar de uroloog ook niet de meest logische keus.

De tweede valkuil in deze casus betreft de communicatie tussen de huisarts en de specialist, ditmaal een uroloog. Deze communicatie kan van cruciaal belang zijn. Optimale communicatie betekent dat er klinisch relevante informatie moet worden uitgewisseld in beide richtingen. Een gebrekkige communicatie kan onder andere leiden tot slechte continuïteit van zorg, te laat gestelde diagnosen, polyfarmacie, overmatig en onnodig aanvullend onderzoek, en daarmee tot een slechtere kwaliteit van zorg. Problemen in het verwijzingsproces zijn aan de orde van de dag en worden veroorzaakt door strakke tijdschema's, gebrek aan helderheid over de reden van verwijzing, zelfverwijzing en een onduidelijk plan voor follow-up.[4]

Uit een Gronings onderzoek naar het verwijzingsproces bleek dat veel huisartsen meer invloed willen hebben op wat er met verwezen patiënten gebeurt. In de praktijk lieten de meeste huisartsen het beleid bij de verwezen patiënt echter over aan de specialist.[5]

In deze casus legden we in een telefonisch overleg met de uroloog het probleem uit en de reden waarom de patiënt met spoed gezien moest worden. We gingen er hierbij impliciet van uit dat, wanneer de uroloog geen afwijkingen op urologisch gebied zou kunnen vinden, hij in het ziekenhuis een collega-specialist zou consulteren om de oorzaak van de hevige pijnklachten te achterhalen. Niets bleek minder waar. Ook de uroloog was, onder meer door de reden van verwijzing, vooringenomen bij het zoeken naar de oorzaak van de klachten. Toen hij op zijn gebied geen oorzaak kon vinden keek de uroloog blijkbaar niet omhoog naar het grauwe gezicht van de patiënt. Hij stelde opnieuw de diagnose epididymitis en stuurde de patiënt zonder verder onderzoek naar huis met het advies de een dag ervoor gestarte kuur antibiotica af te maken en diclofenac te gebruiken tegen de pijn. Het gevolg was dat de werkelijke diagnose, een geruptureerd aneurysma van de abdominale aorta, veel te laat werd gesteld met een bijna fatale afloop tot gevolg. We hadden dus ons niet-pluisgevoel moeten expliciteren en moeten afspreken dat de uroloog na zijn onderzoek contact met ons zou opnemen.

Conclusie

Onze casus toont het belang aan van een altijd weer zorgvuldige beoordeling van een klacht. Wees alert als de patiënt zelf met een diagnose komt. Tevens is voorzichtigheid geboden met het stellen van een diagnose als de bevindingen bij anamnese en lichamelijk onderzoek daar niet bij passen. Ten slotte laat deze casus opnieuw zien waar een gebrekkige communicatie met de tweede lijn toe kan leiden. Bij een niet-pluisgevoel is het van belang duidelijke afspraken met de specialist te maken over het beleid bij negatieve bevindingen. Voorts blijkt pijn van een geruptureerd aneurysma van de abdominale aorta aanvankelijk alleen in het scrotum voelbaar te kunnen zijn.

Literatuur

1 Sakalihasan N, Limet R, Defawe OD. Abdominal aortic aneurysm. Lancet 2005;365: 1577-89.
2 Knuistingh Neven A. Aneurysma aortae abdominalis: tussen ruptuur en screening. Huisarts Wet 1991;3:386-88.
3 Luzzi GA, O'Brien TS. Acute epididymitis. BJU International 2001;87:747-55.
4 Gandhi TK, Sittig DF, Franklin M. Communication breakdown in the outpatient referral process. J Gen Intern Med 2000;15:626-31.
5 Geertsma A, Engelsman C, Haaijer-Ruskamp FM. Overeenstemming van specialistische zorg en bedoeling van de huisarts bij verwijzing van patiënten. Ned Tijdschr Geneeskd 1992;136:1107-11.

Fibromyalgie, een gevoelig puntje

Astrid van Slobbe, Natalie de Blaeij en Marco Blanker
Eerder verschenen in Huisarts Wet 2003;46(4):201-4.

Samenvatting

- De diagnose fibromyalgie is controversieel door een gebrek aan causale verklaringen en geschikte behandelingen. Toch hebben patiënten met chronische gegeneraliseerde pijnklachten zorg en aandacht nodig.
- Heldere gegevens over de prevalentie en prognose van fibromyalgie in de eerste lijn ontbreken. Wij bespreken de diagnostiek bij patiënten met chronische gegeneraliseerde pijn, waarbij voor spierkrachtmeting en gering bloedonderzoek gekozen kan worden.
- Veel strategieën zijn onderzocht, maar geen enkele vormt de ideale behandeling van fibromyalgie. Activerende behandeling is effectief gebleken voor het algemeen welbevinden van patiënten met fibromyalgie. Cognitieve gedragstherapie lijkt de meest aangewezen behandeling, maar moet verder onderzocht worden.

Inleiding

Over de diagnose fibromyalgie lopen de meningen sterk uiteen. Hoewel veel artsen van mening zijn dat fibromyalgie niet bestaat, is er een groep patiënten met chronische pijnklachten over het gehele lichaam die, mede ondersteund door een actieve patiëntenvereniging, hulp vragen voor hun probleem. Ook artsen die niet in de diagnose fibromyalgie geloven, zullen iets moeten met deze patiëntengroep.

Verschillende wetenschappers hebben de chronische gegeneraliseerde pijnklachten betiteld als 'spinale irritatie', 'fibrositis', 'fibrositissyndroom' en ten slotte 'fibromyalgie'.[1] De laatste term is in 1990 op voorstel van het American College of Rheumatology (ACR) ingevoerd.[2,3] Hoewel deze term voornamelijk voor statistische en epidemiologische doeleinden is gekozen, wordt 'fibromyalgie' ook in de praktijk gebruikt. In de Nederlandse taal wordt ook wel 'wekedelenreuma' gebruikt.

Casus

Mevrouw De Waart, 37 jaar, komt op het spreekuur van huisarts De Winter. Zij presenteert de volgende klacht: 'Dokter, ik heb nu al bijna vier maanden last van pijn in mijn hele lichaam. U hebt al pijnstillers gegeven, maar die helpen helemaal niet. Ik kom echt nergens meer toe. Ik ben thuis, werken gaat echt niet en ook thuis blijft veel werk liggen omdat ik zo'n pijn heb. Ik ben zelf maar eens op internet gaan kijken… enne… zou het geen fibromyalgie kunnen zijn dokter?' Patiënte kan zich niet herinneren hoe de klachten precies begonnen zijn. Behalve pijn en vermoeidheid levert de anamnese geen bijzonderheden op. Bij lichamelijk onderzoek wordt gegeneraliseerde pijn gevonden, terwijl de spierkracht en de bevindingen van globaal neurologisch onderzoek normaal zijn.
De huisarts bevestigt noch ontkent de diagnose fibromyalgie. Bij gebrek aan aanknopingspunten en een 'echte' diagnose besluit zij patiënte na een week terug te laten komen, terwijl zij zich verdiept in de diagnostiek en behandeling van fibromyalgie.

Classificatie en prevalentie

Om de diagnose fibromyalgie vast te kunnen stellen zijn door de ACR-criteria opgesteld.[2,3] Deze criteria volgden uit een onderzoek waarin karakteristieken van 293 polikliniekpatiënten met een vermoedelijke diagnose fibromyalgie werden vergeleken met 265 controlepatiënten van dezelfde polikliniek. Het eerste criterium is dat de gegeneraliseerde pijn ten minste drie maanden bestaat en verspreid over de vier kwadranten van het lichaam voorkomt. Het tweede criterium is dat de pijn in elf of meer van de achttien drukpunten voorkomt (figuur 1). De combinatie van deze criteria bleek in deze onderzoekspopulatie de beste testkarakteristieken te hebben voor het stellen van de diagnose fibromyalgie.[2] Er zijn geen gegevens beschikbaar over de validiteit en toepasbaarheid van de ACR-criteria bij patiënten in de huisartsenpraktijk.

Aan de hand van deze criteria beschreef White een prevalentie van fibromyalgie van 4,9% voor vrouwen en 1,6% voor mannen in de open populatie.[4] Slechts één onderzoek beschrijft de prevalentie van fibromyalgie in de Nederlandse huisartsenpraktijk.[5] Gegevens werden verzameld met behulp van een enquête die aan 6657 huisartsen werd gestuurd. Hierin werd gevraagd naar het aantal patiënten met 'primair fibromyalgiesyndroom' (niet gedefi-

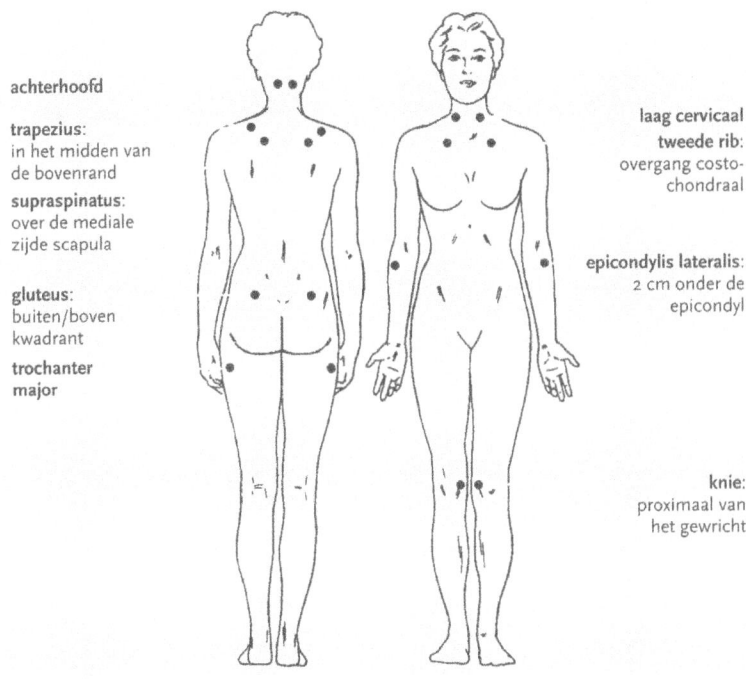

Figuur 1
Criteria van fibromyalgie volgens het American College of Rheumatology.

nieerd) en de leeftijds- en geslachtsverdeling. Op basis hiervan concludeerden de auteurs dat de prevalentie in de huisartsenpraktijk 157 per 100.000 patiënten bedraagt. Van de patiënten is 87% vrouw; 48% in de leeftijd van 25 tot 44 jaar en 40% van 45 tot 65 jaar.[5] Het gebrek aan een betrouwbare definitie en het lage responspercentage (58%) bemoeilijken echter de interpretatie van deze getallen.

Het ontbreken van een specifieke ICPC-code voor fibromyalgie bemoeilijkt het monitoren van deze aandoening in registratieprojecten zoals het Landelijk Informatienetwerk Huisartsenzorg (LINH).

Pathofysiologie

Ter verklaring van fibromyalgie zijn zeer uiteenlopende aanknopingspunten bestudeerd, die onlangs door Griep zijn uiteengezet:[6] van neuro-endocriene componenten (hypothalamus-hypofyse-as, groeihormoon- en serotoninespiegels) en afwijkingen aan de spieren (spierpathologie en nachtelijke zuurstofsaturatiedalingen in de spieren) tot infectieuze componenten (zoals het hepatitis-C-virus) en psychosociale factoren. Geen van de onderzoeken heeft echter een eenduidig mechanisme ter verklaring van fibromyalgie aangetoond.[6] Men kan zich dan ook afvragen of verder onderzoek uiteindelijk een pathofysiologisch substraat zal opleveren. Hoewel een dergelijk substraat mogelijk de (ontwikkeling van een) behandeling van een ziekte vergemakkelijkt, moet deze strategie wellicht verlaten worden.

Voorlopig kan fibromyalgie geclassificeerd worden als een functioneel syndroom. Wij trekken hierbij een parallel met het chronischevermoeidheidssyndroom (CVS): eveneens een aandoening zonder duidelijk substraat, waarvan de symptomen die van fibromyalgie bovendien vaak overlappen.[7,8] Een mogelijk verklaringsmodel van functionele klachten wordt gevisualiseerd in figuur 2.

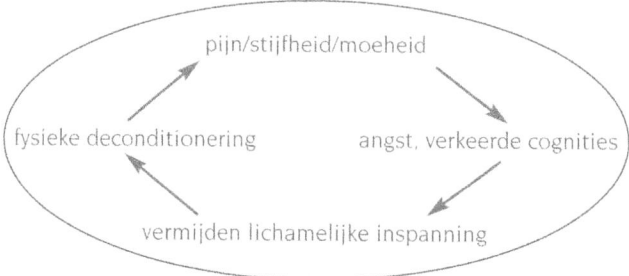

Figuur 2
Verklaringsmodel van functionele klachten. Lichamelijke klachten, verkeerde cognities en vermijdingsgedrag onderhouden en versterken elkaar.

Diagnostiek en differentiële diagnose

Hoewel de ACR-criteria voor fibromyalgie duidelijk zijn, geven zij onvoldoende houvast voor de klinische praktijk.

Een breed spectrum aan begeleidende symptomen wordt bij fibromyalgie beschreven (tabel 1).[2,9] Deze symptomen differentiëren echter slecht tussen mensen met en zonder de aandoening. Bij de hoofdklacht chronische gegeneraliseerde pijn kan een zeer uitgebreide differentiële diagnose worden opgesteld. Om in de dagelijkse (reumatologie)praktijk een onderscheid te kunnen maken tussen fibromyalgie en andere met chronische pijn samengaande aandoeningen stelde McCain een algoritme op met behulp van logische redeneringen.[10] Een belangrijke drijfveer voor McCain was onnodig uitgevoerd aanvullend onderzoek terug te dringen.

Op basis van zijn onderzoek stellen wij een diagnostisch kader voor met lichamelijk onderzoek en een klein aantal laboratoriumbepalingen als uitgangspunt.

Bij het lichamelijk onderzoek kan het testen van de spierkracht een rol spelen indien de huisarts de aandoeningen wil uitsluiten waarbij spierzwakte optreedt (tabel 2). Hierbij merken wij op dat de neuromusculaire aandoeningen een lage prevalentie hebben in de huisartsenpraktijk. Ma-

- slaapstoornissen
- ochtendstijfheid
- subjectieve gewrichtszwelling
- hypermobiliteit van gewrichten
- tintelingen, branderigheid van de huid
- hoofdpijn
- stemmingswisselingen
- concentratiestoornissen
- prikkelbaredarmsyndroom
- sicca-symptomen
- raynaud-fenomeen

nuele tests zijn hiervoor eenvoudig en reproduceerbaar, maar de validiteit ervan is zwak bij gering krachtsverlies.[11,12] Gebruik van een handdynamometer zou betrouwbaarder zijn, maar over het gebruik daarvan in de huisartsenpraktijk is weinig informatie beschikbaar.[11,12] Aanwijzingen voor verminderde spierkracht zouden een reden moeten zijn voor een verwijzing naar de tweede lijn voor diagnostiek naar aandoeningen die zijn vermeld in tabel 2. Uitzondering hierop is het vermoeden van een postinfectieuze myopathie die in de huisartsenpraktijk behandeld kan worden door het self-limiting karakter. Bij normale spierkracht kan de huisarts naar onze mening de verdere diagnostiek zelf uitvoeren met behulp van BSE- en TSH-bepaling. Afwijkende uitslagen maken de diagnose fibromyalgie onwaarschijnlijk.[10] Bij afwijkende TSH-waarden kan, eventueel na bepaling van het vrij-T4-gehalte, de diagnose hypo- of hyperthyreoïdie worden gesteld en volgens de daartoe opgestelde richtlijnen worden behandeld.

Om uiteindelijk de diagnose fibromyalgie volgens de ACR-criteria te kunnen stellen dient drukpuntonderzoek plaats te vinden. Dit onderzoek is echter moeilijk te standaardiseren en is in de huisartsenpraktijk onvoldoende onderzocht.[13] Toch kan dit onderzoek naar onze mening een handvat zijn voor het categoriseren van gegeneraliseerde pijnklachten.

Tabel 2	Differentiële diagnose bij chronische gegeneraliseerde pijn.
aandoeningen zonder spierzwakte	
hypo- en hyperthyreoïdie	
psychische aandoeningen	
fibromyalgie	
aandoeningen met spierzwakte	
polymyalgia rheumatica	
(post)infectieuze aandoeningen	
spierdystrofie	
maligniteit (paraneoplastisch)	
metabole myopathie	
myositis	
sarcoïdose	
rabdomyolyse	

Behandeling

Bij gebrek aan een causale verklaring is een fors aantal interventies onderzocht als behandeling van fibromyalgie, wat echter geen voorkeursbehandeling heeft opgeleverd. Behandeling met amitriptyline gaf in één onderzoek verbetering van pijn, slaap en vermoeidheid bij patiënten met fibromyalgie.[14] Onderzoeken naar de behandeling met moclobemide, tenoxicam, bromazepam, ibuprofen, alprazolam en lokale lidocaïne-infiltratie tonen weinig effect.[15-17] Methodologische beperkingen in verschillende onderzoeken bemoeilijken de interpretatie van de verschillende behandeleffecten.

Cognitieve gedragstherapie wordt nog maar weinig toegepast en onderzocht en toont vooralsnog geen eenduidig gunstig resultaat.[18] Bij de behandeling van het CVS is wel een duidelijk positief effect aangetoond. Vanwege de eerdergenoemde overeenkomsten tussen fibromyalgie en het CVS lijkt verder onderzoek naar deze behandelmethode voor patiënten met chronische gegeneraliseerde pijn de juiste weg.[8,19]

Bij cognitieve gedragstherapie is 'zelfmanagement' een sleutelwoord. In een slechtnieuwsgesprek erkent de behandelaar de klachten en vertelt dat een effectieve medicamenteuze behandeling niet voorhanden is. Dit zou de basis moeten vormen om de patiënt te leren omgaan met de pijnklachten.[9]

Steunende gesprekken en het behouden van dagelijkse (lichamelijke) activiteiten vormen de verdere behandelmethode.[18-20] Bij het stimuleren van lichamelijke activiteit moet worden uitgegaan van de mogelijkheden van de patiënt en niet van de beperkingen. Tijdens de ondersteunende gesprekken moet worden geprobeerd de vaak negatieve cognities over de redenen van pijn, stijfheid en moeheid in de gewrichten te corrigeren. Doel van deze aanpak is het doorbreken van de cirkel zoals beschreven in figuur 2 en het voorkomen van verdere medicalisering. Activering door lichamelijke inspanning bleek uit recente onderzoeken een effectieve behandeling bij mensen met fibromyalgie.[21,22] Pijn op drukpunten vermindert en het algemeen welbevinden verbetert hierdoor, terwijl de intensiteit van de pijn, vermoeidheid en slaapproblemen mogelijk niet verminderen.[21,22]

Prognose

Het gebrek aan goede onderzoeken verhindert het doen van eenduidige uitspraken over de prognose van fibromyalgie in de huisartsenpraktijk. Onderzoeken gebaseerd op zeer kleine onderzoekspopulaties tonen dat het merendeel van de patiënten na enkele jaren nog klachten heeft; de klachten lijken bij de meeste patiënten niet te verergeren, maar eerder iets af te nemen.[23,24]

Vervolg casus

Tijdens het vervolgconsult constateert de huisarts andermaal dat de spierkracht optimaal is. Drukpuntonderzoek laat zij achterwege omdat zij hierin onvoldoende vaardigheid heeft. De bezinking en het TSH-gehalte blijken normaal. Differentieeldiagnostisch resteren fibromyalgie en psychogene klachten.
De huisarts legt uit aan mevrouw De Waart dat medicamenteuze behandeling niet voorhanden is en dat de klachten bij de meeste patiënten niet verergeren, maar eerder iets verminderen. Zij legt tevens uit dat patiënte ondanks haar klachten de normale dagelijkse inspanningen moet blijven leveren om daarmee de vicieuze cirkel te doorbreken.

Conclusie

Er bestaat groot verschil van mening over de diagnose fibromyalgie. Hoewel vele benaderingswijzen onderzocht zijn, is er geen eenduidige causale oorzaak voor de pijnklachten aangetoond, noch is een evident effectieve behandelstrategie ontdekt. Om patiënten met chronische gegeneraliseerde pijn in kaart te brengen stellen we voor om naast anamnese en lichamelijk onderzoek een beperkt laboratoriumonderzoek (bezinking en TSH) te verrichten. Het beoordelen van de spierkracht is niet volgens gestandaardiseerde tests uit te voeren, behalve door middel van een handdynamometer. Over het gebruik hiervan in de huisartsenpraktijk is echter weinig bekend.

Stimulering van lichamelijke activiteiten is een effectieve methode om het algemeen welbevinden van patiënten met fibromyalgie te verbeteren. Naast activerende behandeling lijkt cognitieve gedragstherapie de meest belovende behandeling om verder te onderzoeken.

Literatuur

1 Wolfe F. The clinical syndrome of fibrositis. Am J Med 1986;81(3A):7-14.
2 Wolfe F, Smythe HA, Yunus MB, Bennett RM, Bombardier C, Goldenberg DL, et al. The American College of Rheumatology 1990 criteria for the classification of fibromyalgia. Report of the multicenter criteria committee. Arthritis Rheum 1990;33:160-72.
3 Jacobs JW, Rasker JJ, Bijlsma JW. Classificatie van fibromyalgie: de criteria van het American College of Rheumatology. Ned Tijdschr Geneeskd 1992;136:9-12.
4 White KP, Speechley M, Harth M, Ostbye T. The London Fibromyalgia Epidemiology Study: direct health care costs of fibromyalgia syndrome in London, Canada. J Rheumatol 1999;26:885-9.
5 Bazelmans E, Vercoulen JH, Galama JM, Weel C van, Meer JW van der, Bleijenberg G. Prevalentie van het chronische-vermoeidheidssyndroom en het primaire-fibromyalgiesyndroom in Nederland. Ned Tijdschr Geneeskd 1997;141:1520-3. [correctie in Ned Tijdschr Geneeskd 1997;141(31):1800.]
6 Griep EN. Fibromyalgia syndrome: neuroendocrine perspectives with clinical implications. Rijks Universiteit Leiden, 2000.
7 Buchwald D. Fibromyalgia and chronic fatigue syndrome: similarities and differences. Rheum Dis Clin North Am 1996;22:219-43.
8 Meer JWM van der, Rijken PM, Bleijenberg G, Thomas S, Hinloopen RJ, Bensing JM, et al. Langdurige lichamelijk onverklaarde moeheidsklachten: samenvatting, conclusies en aanbevelingen voor het beleid van de medicus practicus, 1997. (http://www.menet.dds.nl/meweb/ned15.txt)
9 Doherty M, Jones A. ABC of rheumatology. Fibromyalgia syndrome. BMJ 1995;310:386-9.
10 McCain GA. A cost-effective approach to the diagnosis and treatment of fibromyalgia. Rheum Dis Clin North Am 1996;22:323-49.
11 Ploeg RJ van der, Oosterhuis HJ. Fysische diagnostiek – het meten van spierkracht. Ned Tijdschr Geneeskd 2001;145:19-23.
12 Roebroeck M. Clinical assessment of muscle function with a computer-assisted handheld dynamometer [Proefschrift]. Amsterdam: Vrije Universiteit Amsterdam, 1994.
13 Borg-Stein J, Stein J. Trigger points and tender points: one and the same? Does injection treatment help? Rheum Dis Clin North Am 1996;22:305-22.
14 Goldenberg D, Mayskiy M, Mossey C, Ruthazer R, Schmid C. A randomized, double-blind crossover trial of fluoxetine and amitriptyline in the treatment of fibromyalgia. Arthritis Rheum 1996;39:1852-9.

15 Quijada-Carrera J, Valenzuela-Castano A, Povedano-Gomez J, Fernandez-Rodriguez A, Hernanz-Mediano W, Gutierrez-Rubio A, et al. Comparison of tenoxicam and bromazepan in the treatment of fibromyalgia: a randomized, double-blind, placebo-controlled trial. Pain 1996;65:221-5.

16 Russell IJ, Fletcher EM, Michalek JE, McBroom PC, Hester GG. Treatment of primary fibrositis/fibromyalgia syndrome with ibuprofen and alprazolam. A double-blind, placebo-controlled study. Arthritis Rheum 1991;34:552-60.

17 Hannonen P, Malminiemi K, Yli-Kerttula U, Isomeri R, Roponen P. A randomized, double-blind, placebo-controlled study of moclobemide and amitriptyline in the treatment of fibromyalgia in females without psychiatric disorder. Br J Rheumatol 1998;37:1279-86.

18 Vlaeyen JW, Teeken-Gruben NJ, Goossens ME, Rutten-van Molken MP, Pelt RA, Eek H van, et al. Cognitive-educational treatment of fibro-myalgia: a randomized clinical trial. I. Clinical effects. J Rheumatol 1996;23:1237-45.

19 Prins JB, Bleijenberg G, Bazelmans E, Elving LD, Boo TM de, Severens JL, et al. Cognitive behaviour therapy for chronic fatigue syndrome: a multicentre randomised controlled trial. Lancet 2001;357:841-7.

20 Jacobs JW, Schenk Y, Van Booma-Frankfort C. De therapeutische benadering van fibromyalgie. Modern Medicine 1992;16:1074-81.

21 Richards SC, Scott DL. Prescribed exercise in people with fibromyalgia: parallel group randomised controlled trial. BMJ 2002;325:185.

22 Busch A, Schachter CL, Peloso PM, Bombardier C. Exercise for treating fibromyalgia syndrome (Cochrane Review). In: The Cochrane Library, Issue 4, 2002. Oxford: Update Software.

23 Mengshoel AM, Haugen M. Health status in fibromyalgia - a followup study. J Rheumatol 2001;28:2085-9.

24 Granges G, Zilko P, Littlejohn GO. Fibromyalgia syndrome: assessment of the severity of the condition 2 years after diagnosis. J Rheumatol 1994;21:523-9.

Libidoverlies bij gebruik van de pil

Margriet Folkeringa-de Wijs en Erik van Dijk

Eerder verschenen in Huisarts Wet 2004;47(9):423-6. De auteurs kregen in 2004 de NHG-Casuïstiekprijs voor dit artikel toegekend.

Inleiding

Libidoverlies door gebruik van de combinatiepil komt wellicht vaker voor dan wij denken.

Vrouwen die met de pil starten wordt gevraagd om na drie maanden op controle te komen indien zij vragen hebben of bijwerkingen willen bespreken. De huisarts dient dan ook alert te zijn op effecten op de stemming en seksualiteit.

'Ofschoon dergelijke klachten aan de pil kunnen worden toegeschreven, kunnen ze evengoed verband houden met ambivalenties in de seksualiteitsbeleving.'[1]

Dit fragment uit de NHG-Standaard *Hormonale anticonceptie* geeft aan dat de auteurs duidelijk twijfelen aan een oorzakelijk verband tussen het gebruik van de pil en het optreden van deze bijwerking. Desondanks zijn de effecten van de pil op stemming en libido een veelbesproken onderwerp. Vanuit onze vriendenkring horen wij nogal eens dat deze of gene zich veel prettiger voelt sinds zij is gestopt met de pil. Regelmatig blijkt dit ook de reden voor het kiezen van minder betrouwbare anticonceptie, omdat een spiraaltje eng wordt gevonden of door de huisarts wordt afgeraden bij nullipara's.

In het eerste jaar van de huisartsopleiding heb je als arts ineens te maken met vrouwen die je op het spreekuur om raad vragen over het gebruik en effecten van de pil. Je stelt nog onbevangen je vragen en daarbij wordt je mening bevestigd dat de pil ook andere dan alleen somatische bijwerkingen kan hebben. Wij zullen hiervan, in de vorm van een casus, een voorbeeld geven.

Casus

Mevrouw Jans, 24 jaar, bezoekt het spreekuur samen met haar vriend. Ze hebben relatieproblemen. Na enig doorvragen lijkt het erop dat de problemen terug te voeren zijn op een verschil in zin om te vrijen. Hij voelt zich vaak afgewezen en zinspeelt er zelfs op dat zij mogelijk een ander op het oog heeft. Zij ontkent dit ten stelligste en begrijpt niet dat hij haar wantrouwt. Zij hebben toch al drie jaar een stabiele relatie?
Dit probleem is niet in één consult te vatten. Beiden krijgen als huiswerk om te noteren wat zij denken dat er het afgelopen jaar veranderd is binnen en buiten de relatie. Voor het volgende consult heb ik de voorgeschiedenis en het medicijngebruik van beiden nog eens bekeken. Ik vind niets relevants in beider voorgeschiedenis. In de medicijnlijst tref ik bij haar alleen Microgynon 30® aan, anderhalf jaar geleden gestart. Aangezien er geen andere aanknopingspunten blijken voor verandering, besluiten we dat zij (tijdelijk) zal stoppen met het pilgebruik. Ze zullen voorlopig het condoom als anticonceptie gaan gebruiken, ondanks de mindere betrouwbaarheid. Zij wil nadenken of zij een spiraal 'aandurft', maar gaat er eigenlijk van uit dat zij na drie maanden weer aan de pil gaat.
Deze casus bespreek ik met mijn huisartsopleider (hao) en ik suggereer dat de pil mogelijk invloed heeft op het libido. In de discussie die daarop volgt, geeft mijn hao aan dat het hem veeleer lijkt dat zij gewoon nog geremd is in haar seksualiteitsbeleving en wijst mij op de tekst in de standaard. 'Vriendinnen van mij hebben echter ook ervaring van libidovermindering bij pilgebruik en van hen weet ik zeker dat ze niet geremd of ambivalent zijn', werp ik terug. 'Zij zijn vast teleurgesteld in hun seksuele ervaringen, die niet de gouden bergen blijken te zijn die de televisie hen belooft!' reageert hij daarop.
Drie maanden later is mevrouw Jans weer op mijn spreekuur. Het gaat goed met haar. 'We zijn samen waar we eerder waren, ik voel me beter en kan soms weer zo'n zin hebben om te vrijen! Die pil hoef ik niet meer, kunt u wat meer informatie geven over het spiraaltje?'

Mede door deze casus rees bij ons de vraag of er niet toch een direct verband kon zijn tussen pilgebruik en libidoverlies.

Bijwerkingen van de pil

Lichamelijke bijwerkingen

Over gebrek aan aandacht voor lichamelijke bijwerkingen van de pil valt niet te klagen. Verhoogd tromboserisico bij de derdegeneratiepil? Verhoogd risico op (borst)kanker bij pilgebruik? Onderwerpen die regelmatig aan bod komen in medische literatuur en media.

Meijman publiceerde in 1987 in *Huisarts & Wetenschap* een artikel over spontaan gemelde bijwerkingen van OAC.² De meest voorkomende lichamelijke bijwerkingen waren: doorbraakbloedingen, uitblijven van onttrekkingsbloeding, hoofdpijn en gevoelige borsten. Maar ook gewichtstoename, acne, opgeblazen gevoel, buikpijn, melasma, misselijkheid en veranderde vaginale afscheiding werden geregistreerd. Verder meldt de bijsluiter van Microgynon 30® nog: tepelvloed, migraine, oogirritatie bij contactlensgebruik, vochtophoping, huidreacties en overgevoeligheidsreacties.

Deze bijwerkingen zijn in de regel zonder problemen bespreekbaar zowel voor patiënt als huisarts en huisartsen kennen de meeste bijwerkingen ook wel.

Psychische bijwerkingen

Er zijn ook psychische bijwerkingen door pilgebruik. Hieronder verstaan wij gemoedstoestanden die bij vrouwen kunnen ontstaan door het gebruik van de pil. Te denken valt aan een onprettig gevoel door weerstand tegen medicijngebruik, of angst voor het ontstaan van (borst)kanker of trombose. Ook kan de vrouw zich prettiger voelen door de zekerheid van betrouwbare anticonceptie of vermindering van somatisch ongemak rondom de menstruatie. Schuldgevoelens kunnen ontstaan doordat in bepaalde religieuze of etnische milieus pilgebruik niet geaccepteerd wordt.

In het onderzoek van Meijman werd een depressieve stemming regelmatig als bijwerking gemeld.² De bijsluiter van Microgynon 30® noteert stemmingsveranderingen onder het kopje 'Bijwerkingen'.

In een uitgebreide review van Oinonen naar de invloed van de pil op stemming en affect komt naar voren dat de meeste onderzoeken een stabiliserende invloed van de pil op stemming en affect vonden (minder ups en downs gedurende de menstruele cyclus). Andere onderzoeken vonden een positieve invloed, mogelijk als gevolg van minder somatische klachten rondom de menstruatie. Individuele variabelen bepalen of een vrouw een negatieve stemmingsverandering ervaart. Bepaalde factoren uit de voorgeschiedenis, zoals depressie, dysmenorroe of een recente bevalling, spelen hierbij een rol.³

Invloed op het libido

Vanaf de beginjaren van de pil zijn er onderzoeken gedaan naar de invloed van de pil op het libido.[4,5] Al in 1968 publiceerde Van der Does hierover een artikel genaamd 'De vergulde pil'. Hij inventariseerde onder 239 pilgebruiksters in zijn praktijk hun belangrijkste klachten bij het gebruik van de pil. De meest genoemde redenen voor het stoppen met de pil waren psychische klachten of libidoverlies. Hierbij was er geen correlatie tussen de beide klachten.⁴ In die tijd was de pil echter nog veel hoger gedoseerd dan tegenwoordig. Tevens verschilde de groep vrouwen die de pil slikten met die van nu. Destijds waren het vooral getrouwde 'compleet-gezin-vrouwen', tegenwoordig is de grootste groep pilsliksters jonger en veelal ongehuwd.⁶ Dit kan een andere houding ten opzichte van seksualiteit met zich meebrengen.

Deze verschillen maken de uitkomsten van Van der Does niet extrapoleerbaar naar het heden. Wel werd er toen al een signaal afgegeven dat verder onderzoek naar deze bijwerking zinvol zou kunnen zijn.

Recenter onderzoek over de invloed van de pil op libido vonden wij in MedLine en PsychLIT. Nadat de WHO eind jaren tachtig van de vorige eeuw een lacune in de kennis over de invloed van de pil op welzijn en libido had geconstateerd, verscheen in 1990 een uitgebreide review van Bancroft over dit onderwerp.[7] In deze review was een van de conclusies dat meer dan een kwart van de pilgebruiksters in het eerste jaar met de pil stopt vanwege negatieve bijwerkingen, met name op libido en stemming. Een andere bevinding was dat er een groep pilgebruiksters was die de negatieve invloed op welzijn of seksualiteit pas opmerken als zij stopten met het pilgebruik. Dit komt overeen met wat mevrouw Jans in onze casus heeft ervaren. Verder kwam Bancroft tot de conclusie dat libidovermindering, indien het optrad, gedeeltelijk te wijten was aan minder goede stemming bij pilgebruik. Bij sommige vrouwen was libidoverlies een direct gevolg van pilgebruik, al bleven de mechanismen hiervoor onbekend. Alle conclusies uit deze review worden echter overschaduwd door een belangrijke factor: het gebrek aan onderzoek naar effecten van de pil op welzijn en libido. Dit geldt zeker voor de huidige laaggedoseerde pillen en preparaten met alleen progesteron.

Ondanks deze slotverklaring vonden wij niet veel meer onderzoek over dit onderwerp van latere datum.

Graham en Sherwin deden onderzoek bij een groep vrouwen die de pil slikten als behandeling van het premenstrueel syndroom.[8] Zij gebruikten allen ook niet-hormonale anticonceptie, waardoor placebocontrole mogelijk was. Het ging om een prospectief en dubbelblind onderzoek. Nadeel was dat de follow-up met vier maanden kort was. Stemming en seksualiteit bleken onafhankelijk van elkaar te kunnen worden beïnvloed door de pil. De pil had een *direct* negatief effect op seksuele interesse, dit wil zeggen dat het gemeten effect niet werd veroorzaakt door een verminderde stemming.

Graham et al. publiceerden in 1995 nog een onderzoek naar de effecten van de pil en preparaten met alleen progesteron op welzijn en seksualiteit.[9] De onderzoeksopzet was hetzelfde, maar dit keer ging het om gesteriliseerde Schotse en Filippijnse vrouwen. Ook hier bleek weer een verlaging van seksuele interesse, maar dit was alleen bij de groep Schotse vrouwen significant. Opvallend was dat de groep die alleen progesteron gebruikte, een stemmingsverbetering ervoer en geen libidovermindering.

Een vragenlijstonderzoek van Nusselder naar klachten die vrouwen aan pilgebruik toeschreven, werd in 2001 in *Huisarts & Wetenschap* gepubliceerd.[10] Uit dit onderzoek kwam naar voren dat een kwart van de vrouwen rapporteerde minder zin in vrijen te hebben als gevolg van pilgebruik. Vrouwen gaven veel klachten aan; bij meer dan de helft van de vrouwen bleek stoppen of veranderen van pil een gunstig effect te hebben.

Sanders deed onderzoek naar de aanwezigheid van zowel kenmerken van de gebruikster als ervaren negatieve fysieke, emotionele of seksuele bijwerkingen, die veroorzaakten dat vrouwen met de pil stopten.[11] Fysieke bijwerkingen werden het meest gemeld als reden om met de pil te stoppen. Echter uit de interviews en vragenlijsten kwamen vooral negatieve emotionele en seksuele bijwerkingen als de beste voorspellers voor het stoppen of wisselen van de pil naar voren. In dit onderzoek werd vooral een negatieve invloed van de pil op seksualiteit gevonden.

Effecten van de pilhormonen op libido

Een deel van de anticonceptieve werking van de combinatiepil berust op antigonadotrope effecten van zowel oestrogenen als progestagenen, waardoor de ovulatie wordt geremd. Rond de ovulatie ervaren veel vrouwen een toename van libido.[12] Wanneer de ovulatie door pilgebruik wordt geremd, kan via deze weg het libido verminderen. De verschillen in de mate van ovariële onderdrukking door de pil tussen vrouwen onderling, kunnen vervolgens een verklaring zijn voor het verschil in ervaren libidoverlies.[7]

De seksuele behoefte wordt beïnvloed door hormonale processen en processen in het centrale zenuwstelsel. Met het gebruik van de pil slikt de vrouw dagelijks een dosis exogeen geslachtshormoon. Deze extra dosis progestageen en oestrogeen verhoogt niet 'slechts' deze hormonen in het lichaam, maar verandert op subtiele wijze het neuro-endocriene systeem van vrouwen. Dit blijkt uit een aantal onderzoeken over de relatie tussen libidoverlies en pilgebruik, waarin ook werd gekeken naar hormonale veranderingen.[13-15] De meest interessante hormoonverandering, als het gaat om libidoverlies, is verandering van de vrije testosteronconcentratie (VT) in het bloed. Bij mannen spelen androgenen een overduidelijke rol bij het seksueel functioneren.[7,16] Over het belang van androgenen voor het seksueel functioneren van de vrouw is nog veel onduidelijkheid.[7,13-16] Wel is bekend dat een verminderd libido en afgenomen welbevinden klachten zijn die bij een androgeentekort passen. Er is echter geen rechtlijnig verband tussen serumandrogeenconcentratie en seksuele klachten of welbevinden.[16]

Drie onderzoeken wijzen uit dat de pil de VT-spiegels verlaagt.[13-15] Lage VT-spiegels blijken tot minder seksueel verlangen te leiden bij niet-pilgebruiksters.[14] Bij pilgebruiksters blijkt een aantal vrouwen met een relatief hoog VT een beter libido te hebben, maar pilgebruiksters met een laag VT ondervonden geen verbetering van hun libido met exogeen androgeen hoewel het de VT-spiegel wel verhoogde.[13]

Deze verwarrende bevindingen in verschillende onderzoeken worden steeds verklaard door aan te nemen dat er een sterke psychologische confounder aanwezig is. Psychische factoren zoals stemming hebben ook invloed op het libido; de mate waarin psychische en hormonale factoren invloed uitoefenen op het libido is echter niet duidelijk.[7,13-16]

Libido en welbevinden

De eerder geciteerde huisarts lijkt libido en welbevinden onlosmakelijk te koppelen. Onzekerheid, respectievelijk teleurstelling, zijn wat hem betreft de oorzaak voor de afgenomen libido.

Dat er een relatie is tussen libido en welbevinden willen wij niet ontkennen. Iemand die somber gestemd is, zal in het algemeen minder zin in seks hebben. Iemand die zich prettig in een relatie voelt, zal daarentegen eerder zin hebben om te vrijen.

Echter, de onderzoeken die wij vonden, waarin zowel naar libido als welbevinden werd gekeken, concludeerden dat libido slechts ten dele secundair aan welbevinden was.[4,5,7,8,9,11] De resultaten van deze onderzoeken bespraken wij al eerder in dit artikel.

Warner deed in 1988 een retrospectief vragenlijstonderzoek.[17] De vragenlijst werd gepubliceerd in het blad *Women*. Er werd slechts één cyclus beoordeeld. Uit dit onderzoek kwam naar voren dat seksuele interesse sterk geassocieerd was met welbevinden. Welbevinden was het best in de postmenstruele week en het slechtst in de premenstruele week. Pilgebruiksters ervoeren een vervlakking van dit patroon. Warner vond ook enige onafhankelijkheid tussen stemming en seksuele interesse.

De koppeling libido en welbevinden lijkt, hoewel aannemelijk, dus niet zo vanzelfsprekend te zijn.

Een belangrijke bias in de meeste onderzoeken naar het effect van de pil op libido en welzijn is het *survivor effect*.[3] Diverse onderzoeken geven aan dat veel vrouwen het pilgebruik in het eerste jaar, meestal in de eerste maanden, stoppen vanwege bijwerkingen op welzijn en/of seksualiteit.[4,7,10,11] Veel onderzoeken zijn gedaan met vrouwen die al langdurig de pil slikten. Er kan dus gemakkelijk een onderrapportage van deze bijwerkingen zijn ontstaan, aangezien het meeste onderzoek wordt gedaan met langdurige gebruiksters die kennelijk de 'selecterende' beginperiode goed hebben doorstaan.

Conclusie

De pil is nog altijd het meest gebruikte anticonceptiemiddel: 41% van de Nederlandse vrouwen tussen 18 en 45 jaar slikt de pil.[6] Het is jammer dat er relatief weinig onderzoek is gedaan naar de invloed van de pil op libido. Onderzoek hiernaar wordt bemoeilijkt doordat deze bijwerking geen transparante oorzaak-gevolgrelatie heeft. Hormonale veranderingen en interacties met de menselijke psyche zijn niet ontrafeld. Diverse onderzoeken geven op zijn minst aanwijzingen dat de pil het libido kan beïnvloeden. Aangezien anticonceptie en seksualiteit onlosmakelijk met elkaar verbonden zijn, lijkt ons na meer dan veertig jaar pilgebruik gedegen onderzoek naar de interactie tussen de pil en libido op zijn plaats. Interessant in dit kader is dat dergelijk onderzoek wel plaats heeft gevonden bij de ontwikkeling van de mannenpil.[18]

Met de casus hebben wij willen illustreren dat libidoverlies mogelijk aan de pil kan worden toegeschreven. Hoewel wij ons realiseren dat er geen sluitende bewijsvoering voor deze stelling is, vinden wij het niet correct alle signalen van pilgebruiksters over libidoverlies te negeren. De bagatelliserende houding van de eerder geciteerde huisarts doet niet alleen zijn patiënten geen recht, maar stemt ook niet overeen met de verschillende onderzoeken die op zijn minst een aanwijzing geven dat er meer aan de hand is.

Wij adviseren huisartsen om voor het eerste pilrecept een beknopte seksuele anamnese af te nemen om bij eventuele latere problemen duidelijker in kaart te kunnen brengen waar mogelijk het probleem zit. Tevens zal de huisarts tijdens een pilcontrole open kunnen vragen naar seksuele veranderingen. Het kan voor een vrouw moeilijk zijn dit onderwerp zelf ter sprake te brengen. Mogelijk kan het open bespreken van dit onderwerp de therapietrouw bevorderen. Ten slotte moet de huisarts zich bij seksuele problematiek ervan bewust zijn dat pilgebruik ook een mogelijk beïnvloedende factor kan zijn.

Het belangrijkste doel van deze klinische les is dat huisartsen alert zijn op een mogelijke invloed van pilgebruik op het libido. Voor ons is duidelijk geworden dat libidobeïnvloeding door pilgebruik een reëel probleem kan vormen.

Literatuur

1 Beijderwellen L, Does FEE van der, Kardolus GJ, Lobo C, Sluisveld ILL van, Boukes FS. NHG-Standaard Hormonale anticonceptie. Huisarts Wet 2003;46:552-63.
2 Meijman FJ. Geregistreerde problemen tijdens 3608 pilcontroles. Huisarts Wet 1987; 30:170-3.
3 Oinonen KA, Mazmanian D. To what extent do oral contraceptives influence mood and affect? J Affect Disord 2002;70:229-40.
4 Does E van der. De vergulde pil. Huisarts Wet 1968;11:241-4.
5 Fuldauer A. Een enquête onder de gebruiksters van orale anticonceptiva. Huisarts Wet 1970;13:121-32.
6 Centraal Bureau voor de Statistiek. www.cbs.nl
7 Bancroft J, Sartorius N. The effects of oral contraceptives on well-being and sexuality. Oxf Rev Reprod Biol 1990;12:57-92.
8 Graham CA, Sherwin BB. The relationship between mood and sexuality in women using an oral contraceptive as a treatment for premenstrual symptoms. Psychoneuroendocrinology 1993;18:273-81.
9 Graham CA, Ramos R, Bancroft J, Maglaya C, Farley TMM. The effects of steroidal contraceptives on the well-being and sexuality of women: a double-blind, placebo-controlled, two-centre study of combined and progestogen-only methods. Contraception 1995;52:363-9.
10 Nusselder AE, Kuiper CAG, Dussen J van der, Bos MM, Koning SMJ de, Bock GH de. De pil: reden tot klagen? Een enquête naar klachten die vrouwen toeschrijven aan het gebruik van de anticonceptiepil. Huisarts Wet 2001;44:13-5.
11 Sanders SA, Graham CA, Bass JL, Bancroft J. A prospective study of the effects of oral

contraceptives on sexuality and well-being and their relationship to discontinuation. Contraception 2001;64:51-8.
12. Cohen BL, Katz M. Further studies on pituitary and ovarian function in women receiving hormonal contraception. Contraception 1981;24:159-72.
13. Bancroft J, Davidson DW, Warner P, Tyrer G. Androgens and sexual behaviour in women using oral contraceptives. Clin Endocrinol 1980;12:327-40.
14. Alexander GM, Sherwin BB, Bancroft J, Davidson DW. Testosterone and sexual behaviour in oral contraceptive users and nonusers: a prospective study. Horm Behav 1990;24:388-402.
15. Bancroft J, Sherwin BB, Alexander GM, Davidson DW, Walker A. Oral contraceptives, androgens, and the sexuality of young women: II. The role of androgens. Arch Sex Behav 1991;20:121-35.
16. Santbrink EJP van, Gianotten WL, Fauser BCJM. Androgenen, welbevinden en libido bij de vrouw. Ned Tijdschr Geneeskd 2003;147:1899-1904.
17. Warner P, Bancroft J. Mood, sexuality, oral contraceptives and the menstrual cycle. J Psychosom Res 1988;32:417-27.
18. Anderson RA, Bancroft J, Wu FCW. The effects of exogenous testosterone on sexuality and mood of normal men. J Clin Endocrino Metab 1992;75:1503-7.

Perniones

Winterhanden, wintertenen en 'winterdijen'

J.H. Souwer en A.L.M. Lagro-Janssen
Eerder verschenen in Huisarts Wet 2004;47(12):594-6.

Samenvatting

- Winterhanden en wintertenen zijn uitingen van chronische pernio. Onder dit ziektebeeld vallen ook afwijkingen aan de oren en aan de buitenzijde van de dij. Een huisarts met een normpraktijk ziet gemiddeld vier nieuwe gevallen per jaar, overwegend vrouwen. De diagnose wordt op klinische gronden gesteld. Anamnestisch gaat het om jeuk, een brandend gevoel en pijnklachten aan de aangedane lichaamsdelen die in de winter ontstaan en in het voorjaar weer verdwijnen. Op de aangedane plaatsen is een blauwpaarse verkleuring waarneembaar soms met oedeem, blaarvorming of ulceratie. Kenmerkend is dat de klachten toenemen in koudeperioden en afnemen bij milder weer. Hoewel huisartsen vaak vitamine D toepassen, is er geen goed onderbouwde behandeling bekend. Met drie casussen laten wij zien dat chronische pernio voor een deel van de patiënten een zeer hinderlijke aandoening is, die meer (wetenschappelijke) aandacht verdient.

Inleiding

Perniones, paarsblauw verkleurde handen, voeten of dijen, vaak met zwelling en soms met blaren of zweren, veroorzaken veel klachten terwijl huisartsen het als een triviale aandoening zien. Tijdens de opleiding leren huisartsen er weinig over. Wij willen u laten zien dat perniones een hinderlijke aandoening is waarvan de diagnose eenvoudig op klinische gronden gesteld kan worden. Het adviseren van de patiënt is vervolgens minder eenvoudig, omdat goede onderzoeken over de behandeling van de aandoening ontbreken.

Casus

Mevrouw Van Bergen is een gezonde vrouw. Zij is 25 jaar oud, gebruikt geen medicijnen en rookt niet. Zij doet betaald werk als verkoopmedewerkster in een supermarkt. Veel van haar vrije tijd besteedt ze aan het verzorgen van paarden op een manege. Hierbij is ze vooral buiten of in een onverwarmde omgeving actief. Patiënte heeft sinds jaar en dag in de wintermaanden last van een branderig gevoel en pijn aan de tenen en jeuk aan oren en handen (figuur 1). De aangedane plaatsen zijn dan roodpaars verkleurd en vaak gezwollen. In het voorjaar verdwijnen de klachten geheel. Patiënte ervaart duidelijk hinder van de klachten. De pijn en de jeuk belemmeren haar bezigheden en het plezier op de manege. Voorheen waren de klachten niet herkend als perniones. In de winter 2002-2003 verdwenen de klachten binnen twee weken na een intramusculaire injectie met 600.000 IE vitamine D_3. De klachten kwamen die winter, ondanks herhaalde koudeperioden, niet meer terug.

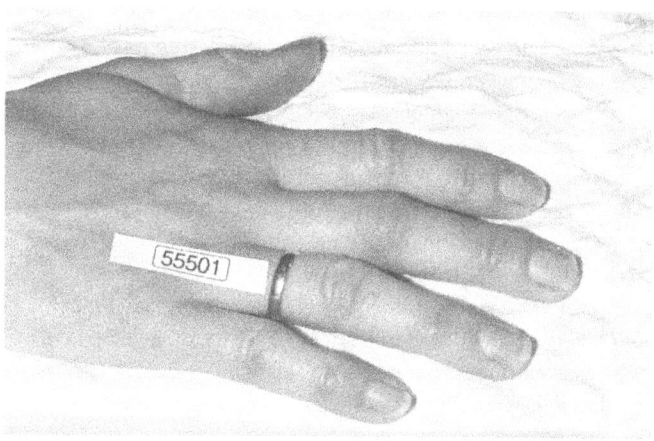

Figuur 1
De handen van mevrouw Van Bergen.

Mevrouw Van Es is 17 jaar oud. Zij komt begin maart 2003 op het spreekuur met klachten van jeukende paarsblauwe plekken op de laterale zijde van beide bovenbenen (figuur 2). Patiënte is in opleiding op een manege. Zij is gezond, gebruikt geen medicijnen en rookt niet. Tijdens het paardrijden heeft zij vaak koude benen. Veel van haar medecursisten blijken last te hebben van een vergelijkbare aandoening. De klachten zijn op het moment van het consult al op hun retour en verdwijnen na behandeling met een indifferente zalf.

Figuur 2
Lateraal aanzicht rechter dijbeen mevrouw Van Es.

De heer De Wit is een gezonde man van 68 jaar. Hij gebruikt geen medicijnen en rookt niet. Hij brengt zijn dagen binnenshuis door, maar is verzot op vissen in het open, waterrijke en winderige landschap van Waterland. Elke winter heeft hij van november tot begin maart klachten van pijn en een dik gevoel aan de voeten. Er zijn dan paarsrode verkleuringen aan de tenen. In de zomer zijn er geen klachten en geen afwijkingen aan de tenen. In februari 2003 komt hij op het spreekuur omdat de huid op de vierde teen rechts stuk is gegaan; er is daar een ulcus ontstaan (figuur 3). Vanwege de pijn heeft hij moeite met het dragen van schoenen. Twee weken na een intramusculaire injectie met 600.000 IE vitamine D_3 zijn de pijnklachten en de daardoor veroorzaakte beperkingen verdwenen en is het ulcus in regressie.

Het klinische beeld van perniones

In 1872 stond in het *Nederlands Tijdschrift voor Geneeskunde* een mededeling over de wijze waarop in Berlijn patiënten met perniones werden behandeld: met een oplossing van tannine en jodium.[1] Ook in Nederland was de aandoening bekend: Brouwer, schoolarts te Nunspeet, kon nog in 1952 grote aantallen schoolkinderen met perniones onderzoeken.[2]

Anno 2004 zien huisartsen vooral patiënten met chronische pernio. Volgens gegevens uit de Continue Morbiditeitsregistratie ziet de gemiddelde

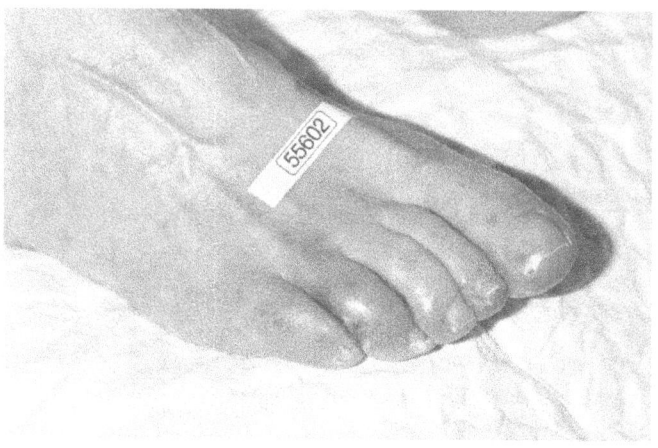

Figuur 3
De rechter voet van de heer De Wit.

huisarts met een normpraktijk vier nieuwe gevallen per jaar, overwegend vrouwen (Continue Morbiditeitsregistratie Nijmegen, Ongepubliceerde data).

Deze geslachtsverdeling wordt in de literatuur bij herhaling gerapporteerd.

De drie gepresenteerde casus illustreren het klinische beeld van chronische pernio goed. De anamnese is meestal kenmerkend voor de aandoening. In de winter ontstaan er klachten aan vingers, tenen of oren. Vaak zijn meerdere lichaamsdelen aangedaan, zoals bij mevrouw Van Bergen.

Er kunnen klachten aan de buitenzijde van de bovenbenen voorkomen, zoals bij mevrouw Van Es. Wij zijn ervan overtuigd dat het hier de vorm van perniones betreft die eerder in de *Lancet* beschreven is als *the Winter Kibes*.[3] Een Nederlandse naam voor deze variant kennen wij niet. Winterdijen zou een goede uitdrukking kunnen zijn.

De aangedane lichaamsdelen jeuken, branden of doen pijn. Vaak melden patiënten dat de aangedane plaatsen gezwollen aanvoelen. De klachten houden ten minste enkele weken aan en verdwijnen in het voorjaar. De meeste patiënten vertellen dat de hinder van de klachten toeneemt tijdens koudeperioden en afneemt bij zachter weer.

In veel gevallen ervaart de patiënt duidelijke beperkingen bij dagelijkse bezigheden, bijvoorbeeld doordat lopen pijnlijk is. Mijnheer De Wit demonstreert dat de klachten van perniones soms ernstige hinder kunnen geven. Deze patiënt is zeker geen uitzondering. Wij kennen verschillende patiënten met agrarisch werk of werk in de bouw die zoveel last ondervinden van hun perniones dat zij liever van beroep zouden willen veranderen.

Bij inspectie worden op de aangedane plaatsen roodblauwe verkleuringen aangetroffen; er is vaak zwelling en er kan blaarvorming of ulceratie voorkomen. Vooral als er sprake is van ulceratie wordt de diagnose pernio nog al eens over het hoofd gezien waarbij de patiënt vervolgens aan onnodige diagnostiek blootgesteld wordt.[4]

Van oudsher worden in de differentiële diagnose van perniones vaak aan vasculitis gerelateerde aandoeningen als SLE en erythema nodosum genoemd maar ook het erythema induratum van Bazin: een cutane vorm van tuberculose.[5] Dat heeft waarschijnlijk te maken met het nodulaire aspect dat men vaak bij perniones ziet. Men sprak vroeger wel van vorstbuilen.[6] In feite gaat het om een aandoening die vooral relatie heeft met gevoeligheid voor koude. Het fenomeen van Raynaud kan in de differentiële diagnostiek ook overwogen worden. Bij perniones ontbreekt echter de voor het fenomeen van Raynaud kenmerkende aanvalsgewijze opeenvolging van een ischemische en hyperemische fase. De klachten van perniones zijn continu aanwezig. Er wordt wel onderscheid gemaakt tussen een acute pernio die na koudeblootstelling ontstaat en in enkele dagen geneest en chronische pernio. Chronische pernio ontstaat na herhaalde blootstelling aan kou. Waarschijnlijk is het onderscheid tussen acute en chronische pernio kunstmatig en gaat het om verschillende manifestaties van dezelfde aandoening.[7]

Histologisch onderzoek van een biopt uit de afwijkingen laat kenmerken van een ontsteking in de dermis zien. Er wordt een perivasculair ontstekingsinfiltraat gezien, oedeem van de dermis en veranderingen van de vaatwanden. De histologische afwijkingen worden als kenmerkend voor perniones beschouwd.[8] Voor het stellen van de diagnose chronische pernio is een biopt echter niet nodig. De diagnose perniones wordt op klinische gronden gesteld.

De behandeling van perniones

De behandeling die mevrouw Van Bergen en de heer De Wit kregen, is gebruikelijk onder huisartsen. Wij vroegen in de nazomer van 2002 alle huisartsen in de regio Waterland hoe zij winterhanden en wintertenen behandelden; 52 huisartsen gaven antwoord (respons 88%). Na het geven van advies bleek een intramusculaire injectie met vitamine D de meest toegepaste behandeling: 41% van de huisartsen geeft deze behandeling. De behandeling met vitamine D is vermoedelijk gebaseerd op één onderzoek uit 1944 van Broers bij 66 patiënten.[9] Van hen werden er 42 klachtenvrij. Dit onderzoek is summier gerapporteerd, zodat de waarde ervan onduidelijk is. Sinds begin 2003 is de intramusculaire toedieningsvorm van vitamine D_3 uit de handel genomen. Nifedipine wordt door 35% van de huisartsen toegepast. Deze behandeling is eveneens gebaseerd op één publicatie en ook van dit onderzoek is de betrouwbaarheid onduidelijk.[10] Andere behandelingen worden door 14% van de huisartsen toegepast. Daarbij gaat het om indifferente smeersels, homeopathische behandeling en lokale toepassing van corticosteroïden. Over de laatste behandeling is casuïstiek gerapporteerd.[11]

Van geen enkele behandeling kan dus gezegd worden dat de effectiviteit vaststaat.[12]

Literatuur

1 Berigten Buitenland. Ned Tijdschr Geneeskd 1872;16:653-5.
2 Brouwer D. Perniones bij schoolkinderen, een teken van hypoproteïnose. Ned Tijdschr Geneeskd 1952;96:1336-41.
3 Winter kibes in horsey women (Editorial). Lancet 1980;2:1345.
4 Goette DK. Chilblains. Acad Dermatol 1990;23:257-62.
5 Jacob JR, Weisman MH, Rosenblatt SI, Bookstein JJ. Chronic pernio. A historical perspective of cold-induced vascular disease. Arch Intern Med 1986;146:1589-92.
6 Renes RC. Behandeling van perniones met Urtinatrin II. Ned Tijdschr Geneeskd 1938; 87:1634-7.
7 Spitell JA Jr. Vascular syndromes related to environmental temperature. In: Juergens JL, Spittell JA, Fairburn NJ II, editors. Peripheral vascular disease. Philadelphia: Saunders, 1980:585-607.
8 Wall LM, Smith NP. Perniosis: a histopathological review. Clin Exp Dermatol 1981;6: 263-71.
9 Broers JH. De behandeling van perniones met vitamine D3 in groote dosis. Ned Tijdschr Geneeskd 1944;88:759.
10 Rustin MHA, Newton JA, Smith NP, Dowd PM. The treatment of chilblains with nifedipine: the results of a pilot study, a double-blind placebo-controlled randomized study and a long-term open trial. Br J Dermatol 1989;120:267-75.
11 Ganor S. The treatment of chilblains with fluocinolone cream under ecclusive dressing. Harefuah 1973;84:163.
12 Meer V van der, Jong-Potjer LC de, Eekhof JAH, Knuistingh Neven A. Fenomeen van Raynaud en wintertenen. Huisarts Wet 2003;46:778-80.

Een onschuldige atheroomcyste

Aafke Rensing en Arie Knuistingh Neven

Eerder verschenen in Huisarts Wet 2007;50(4):169-70. In 2007 is de NHG-Casuïstiekprijs aan de auteurs toegekend.

Inleiding

De huisarts ziet op het spreekuur veel onschuldige aandoeningen. Wanneer een dergelijke diagnose is gesteld, kan de patiënt worden gerustgesteld en de aandoening zo nodig worden behandeld. Het gaat in deze klinische les om een patiënt met een op het eerste gezicht onschuldige, veelvoorkomende huidafwijking. Uit deze casus blijkt dat het altijd belangrijk blijft te reageren op huidafwijkingen die er anders uitzien of zich anders gedragen dan men gewend is.

Casus

De heer Kessens, 42 jaar, die een blanco voorgeschiedenis had, bezocht het spreekuur in verband met een zwelling op de rug. Van deze zwelling ondervond hij geen klachten. Bij lichamelijk onderzoek stelde de huisarts de diagnose atheroomcyste. Er werd een afspraak voor excisie gemaakt.
Ongeveer twee maanden later meldde de heer Kessens zich op het spreekuur voor excisie van de atheroomcyste. De cyste die er twee maanden geleden als een normale atheroomcyste uitzag, was nu onrustig en was exofytisch gegroeid. De huisarts dacht dat de cyste in de tussentijd wellicht ontstoken was geraakt. Nadat hij de cyste had verwijderd, stuurde hij het weggenomen materiaal op voor PA-onderzoek, omdat het aspect van de cyste toch wat vreemd veranderd was. De PA-uitslag vermeldde dat het een talgkliercarcinoom betrof, die krap was verwijderd. Naar aanleiding van deze uitslag verwees de inmiddels geschrokken huisarts zijn patiënt naar de chirurg voor ruimere excisie en eventuele verdere behandeling.

In het ziekenhuis kwam de casus van de heer Kessens op de oncologiebespreking aan de orde. Op advies van de gastro-enteroloog werd besloten de heer Kessens een coloscopie aan te bieden, gezien de relatie tussen darmtumoren en talgkliercarcinomen. Hij onderging een coloscopie en bleek een coloncarcinoom te hebben, waaraan hij werd geopereerd.
Omdat de kans op een erfelijke aandoening bij deze tumoren hoog is, werd de heer Kessens doorverwezen naar een klinisch genetisch centrum. Daar werd hem een uitgebreide familieanamnese afgenomen en genetisch onderzoek ingezet.

De familieanamnese bleek inderdaad veel tumoren op opvallend jonge leeftijd te vermelden. De heer Kessens heeft geen biologische kinderen. Zijn oudste zus heeft een endocervicaal adenocarcinoom gehad op 52-jarige leeftijd. Een andere zus kreeg darmkanker op haar 40e en is hieraan overleden op 42-jarige leeftijd. Daarnaast heeft hij nog vier gezonde broers en zusters. Moeder is 80 jaar en haar voorgeschiedenis vermeldt geen tumoren. Een zus van moeder had waarschijnlijk darmkanker; zij is hieraan op 81-jarige leeftijd overleden. Bij vier van haar tien kinderen werd darmkanker gediagnosticeerd tussen hun 27e en 60e jaar. Vader is overleden op 47-jarige leeftijd aan een auto-ongeluk. Een broer van vader is op 70-jarige leeftijd overleden aan een onbekende oorzaak en een andere broer en zus zijn nog in leven en zijn rond de 90 jaar.
Uit het DNA-onderzoek bleek dat er sprake was van een mutatie in het DNA-mismatchrepairgen hMLH1 op chromosoom 3. In het geval van de combinatie coloncarcinoom en talgkliercarcinoom wordt gesproken van het Muir-Torre-syndroom. Omdat het hier gaat om een autosomaal dominant erfelijke aandoening is de kans voor broers en zussen van patiënt op gendragerschap 50%. Zij komen dan ook in aanmerking voor DNA-onderzoek.
De heer Kessens werd een coloscopie om de 1 à 2 jaar geadviseerd. Dit advies geldt voor alle gendragers vanaf de leeftijd van 20-25 jaar. Aan vrouwelijke gendragers wordt aangeraden om tevens vanaf de leeftijd van 35 jaar jaarlijks gynaecologisch onderzoek naar baarmoederkanker te laten plaatsvinden. Verder is het wenselijk alle huidafwijkingen die ontstaan na te laten kijken.

Beschouwing

Atheroomcyste

Een atheroomcyste is een veelvoorkomende, goedaardige huidtumor die zich overal kan voordoen waar talgklieren zitten. Zij ontstaat door een verstopping van het talgklieruitvoergangetje bij de haarwortel. Een atheroomcyste uit zich meestal als een wat harde huidkleurige zwelling, die goed begrensd is en verschuifbaar ten opzichte van het omliggende weefsel. De cyste heeft een ronde vorm en een doorsnede van 1,5-3 cm. Deze aandoening komt voornamelijk voor bij volwassenen. Voorkeursplaatsen zijn het behaarde hoofd, nek, borst, gelaat en soms ledematen. De diagnose wordt gesteld op het blote oog. Normaliter geeft de cyste geen klachten, tenzij zij ontstoken raakt. Ontsteking kan een reden zijn om te besluiten de cyste te verwijderen. Ook komt het vaak voor dat de patiënt om cosmetische redenen vraagt om verwijdering van de cyste. De behandeling bestaat uit excisie van de cyste inclusief cystewand. Indien de atheroomcyste niet geheel wordt verwijderd, bestaat de kans dat deze weer terugkomt.

Hoe vaak de atheroomcyste precies voorkomt, is moeilijk te zeggen. Er zijn hoogstwaarschijnlijk veel mensen met een atheroomcyste die hiervoor nooit hun huisarts bezoeken.

Talgkliercarcinoom

Veel minder vaak komt het talgkliercarcinoom voor. Deze aandoening wordt in de literatuur onderverdeeld in het talgkliercarcinoom dat uitgaat van de klieren van Meibom of Zeis die in het ooglid liggen en het talgkliercarcinoom dat ontstaat op plaatsen buiten het ooglid. Klinisch kan het talgkliercarcinoom dat in het ooglid gelegen is, lijken op een chalazion of een chronische blefaroconjunctivitis, waardoor de diagnose kan worden gemist. Het talgkliercarcinoom van het ooglid komt vaker voor dan het extraoculaire talgkliercarcinoom. Het talgkliercarcinoom kan opzichzelfstaand voorkomen of in het kader van het Muir-Torre-syndroom.

Muir-Torre-syndroom

Het Muir-Torre-syndroom is een zeldzaamheid. Het is een autosomaal dominante aandoening die wordt gekenmerkt door het voorkomen van tumoren van de talgklieren of meerdere keratoacanthomen samen met één of meer interne viscerale maligniteiten, in het bijzonder colorectale carcinomen, endometriumcarcinoom en urologische tumoren. In 1967 en 1968 werd het syndroom voor het eerst onafhankelijk van elkaar door respectievelijk Muir en collega's en Torre beschreven. In een literatuuronderzoek uit 1999 werden vanaf 1967 205 casus gevonden, waarbij 399 interne maligniteiten werden gediagnosticeerd.[1] Bij het overgrote deel van de casus die beschreven zijn in de literatuur gaat het om blanke patiënten in ontwikkelde landen. Er is nagenoeg geen informatie beschikbaar over deze aandoening in Afrikaanse en Aziatische populaties. Mogelijk komt de ziekte vaker voor zonder dat de diagnose wordt gesteld.[2]

Bij 56% van de patiënten met het Muir-Torre-syndroom ontstaat de eerste huidtumor na het diagnosticeren van de eerste interne maligniteit. Bij 22% van de patiënten is de huidtumor de eerste uiting van de ziekte; bij 8% doen huidtumor en interne maligniteit zich tegelijkertijd voor en in 16% van de gevallen is geen relatie in de tijd beschreven tussen het ontstaan van huidafwijkingen en interne maligniteiten.[1] De gemiddelde leeftijd waarop de eerste maligniteit wordt vastgesteld is 53 jaar, met een spreiding van 23 jaar tot 89 jaar.[3] De voorkeurslocaties en leeftijd voor het ontstaan van interne maligniteiten bij het Muir-Torre-syndroom komen in grote lijnen overeen met het hereditair non-polyposis coloncarcinoom (HNPCC). Kenmerkend voor HNPCC is dat het coloncarcinoom op jongere leeftijd ontstaat, bij meerdere familieleden voorkomt, in het eerste deel van het colon ontstaat en dat zich meerdere coloncarcinomen bij dezelfde patiënt voordoen. Ook komt endometriumcarcinoom in families met HNPCC meer voor. Deze kenmerken komen opvallend overeen met de kenmerken van de interne maligniteiten bij het Muir-Torre-syndroom. Onderzoek heeft uitgewezen dat zowel bij het Muir-Torre-syndroom als bij HNPCC zich veelvuldig mutaties voordoen in een groep DNA-mismatchrepairgenen. Deze mutaties liggen voornamelijk op de DNA-mismatchrepairgenen hMSH2 en hMLH1. Het lijkt dus dat in een groot deel van de gevallen het Muir-Torre-syndroom kan worden beschouwd als een variant van HNPCC. Bij een aantal patiënten kunnen soortgelijke mutaties niet worden gevonden en is de familieanamnese minder uitgesproken wat betreft het voorkomen van kanker. Mogelijk zijn er nog andere onbekende genetische oorzaken of omgevingsfactoren die bijdragen aan het ontstaan van het Muir-Torre-syndroom.[4]

De screening en follow-up van patiënten met het Muir-Torre-syndroom bestaat allereerst uit een coloscopie om de 1 à 2 jaar. Andere interne maligniteiten dan het coloncarcinoom kunnen op veel verschillende plaatsen voorkomen, wat screening en follow-up lastig maakt. In de literatuur is een aantal verschillende screenings- en follow-upschema's te vinden, de een uitgebreider dan de ander. Behalve een coloscopie richt het onderzoek zich vooral op de vrouwelijke interne geslachtsorganen, blaas en nieren. Bij families met maagkanker wordt tevens gastroscopie geadviseerd.[2]

Conclusie

Huisartsen komen atheroomcysten in de praktijk vaak tegen. Zij stellen de patiënt wat betreft deze zwelling dan gerust. Wanneer wordt besloten de cyste te verwijderen, is dit veelal op verzoek van de patiënt, omdat excisie medisch gezien niet noodzakelijk is. He gaat hier immers om een goedaardige aandoening.

Deze casus laat zien dat het van belang is de patiënt altijd te instrueren de afwijking bij verandering nogmaals te laten zien. Ook blijkt uit deze casus hoe belangrijk het is om verwijderd materiaal op te sturen voor PA-onderzoek, in het bijzonder wanneer het materiaal er afwijkend uitziet.

Het talgkliercarcinoom is een zeldzame en tamelijk onbekende aandoening, wat de kans op missen van de diagnose vergroot. Voor de huisarts is het van belang ervan op de hoogte te zijn dat een aanvankelijk onschuldig ogende atheroomcyste toch maligne kan ontaarden. Het stellen van de juiste diagnose is van groot belang gezien de gevolgen voor de patiënt. Wanneer een talgkliercarcinoom ontdekt wordt, betekent dit verdere analyse. Een uitgebreide familieanamnese zal worden afgenomen en de patiënt wordt verwezen naar een klinisch genetisch centrum voor DNA-onderzoek. Indien de patiënt gendrager is, betekent dit follow-up en aanvullende onderzoeken. Ook is DNA-onderzoek van familieleden aangewezen.

Literatuur

1 Akhtar S, Oza KK, Khan SA, Wright J. Muir-Torre syndrome: Case report of a patient with concurrent jejunal and ureteral cancer and a review of the literature. J Am Acad Dermatol 1999;41:681-6.
2 Ponti G, Ponz de Leon M. Muir-Torre syndrome. Lancet Oncol 2005;6:980-7.
3 Cohen PR, Kohn SR, Kurzrock R, Association of sebaceous gland and internal malignancy: the Muir-Torre syndrome. Am J Med 1991;90:606-13.
4 Kruse R, Rutten A, Lamberti C, Hosseiny-Malayeri HR, Wang Y, Ruelfs C, et al. Muir-Torre phenotype has a frequency of DNA mismatch-repair-gene mutations similair to that in hereditairy non-polyposis colorectal cancer families defined by the Amsterdam criteria. Am J Hum Gen 1998;63:63-70.

De ziekte van Weil, een rariteit maar toch relevant

K. Jonker, P.E. Kalsbeek en J.A.H. Eekhof
Eerder verschenen in Huisarts Wet 2006;49(10):516-8.

De kern

- De ziekte van Weil is een potentieel dodelijke aandoening en wordt veroorzaakt door contact met stilstaand water.
- Omdat patiënten met de ziekte van Weil vaak alleen griepachtige verschijnselen hebben, is de diagnose moeilijk te stellen. Het kan dan helpen na te gaan of de patiënt tot een van de groepen risicopatiënten behoort.

Inleiding

In Nederland is de ziekte van Weil (leptospirosis) een relatief weinig voorkomende infectieziekte; zij wordt veroorzaakt door spirocheten. Bekendere spirocheten zijn bijvoorbeeld Borrelia en Treponema, die respectievelijk de ziekte van Lyme en syfilis veroorzaken. De leptospiren die de ziekte van Weil veroorzaken, hebben de rat als gastheer. De besmette dieren worden zelf nauwelijks ziek, maar via hun urine die in het oppervlaktewater terechtkomt, verspreiden zij deze aandoening.[1]

De incidentie bedraagt slechts 30 tot 35 geregistreerde gevallen per jaar over het hele land.[2] Hierbij zijn wel enkele risicogroepen aan te wijzen. Het is, juist voor de huisarts, belangrijk kennis te hebben van deze ziekte omdat het een potentieel dodelijke aandoening betreft. Zonder behandeling overlijdt 15 tot 40% van de patiënten.[1]

In Nederland overlijdt 5% van de patiënten als gevolg van een niet-adequate behandeling.[3] Vanwege de weinig specifieke algehele malaiseklachten is het een klinisch moeilijk te stellen diagnose. Als de huisarts bij een patiënt al aan de ziekte van Weil denkt, dan is het pas vanaf de zevende ziektedag mogelijk de diagnose bevestigd te krijgen wanneer antistoffen in het serum kunnen worden aangetoond. De huisarts moet varen op anamnese, lichamelijk onderzoek en bloedonderzoek. Het onderscheiden van de risicogroepen om de mogelijke expositie te achterhalen, kan dan de helpende hand bieden. De behandeling wordt al gestart op basis van de klinische diagnose, waarbij het uiteindelijke bewijs in de vorm van een bloedkweek pas weken tot maanden later komt.[4]

Ondanks de eerdergenoemde lage incidentie waren er in een huisartsenpraktijk in Zuid-Holland in een halfjaar tijd toch twee aantoonbare gevallen van de ziekte van Weil. Beide patiënten behoorden tot groepen met een verhoogd risico voor het oplopen van deze ziekte. De werkelijke incidentie van de ziekte van Weil wordt onderschat. Bij patiënten met algemene malaiseklachten denken huisartsen in eerste instantie namelijk niet direct aan deze aandoening.[4]

Een maanverlichte sloot

De heer Van den Berg, een 70-jarige man, was op een avond in februari aan het wandelen. Hij ging kopje onder in een door de maan verlichte sloot die hij aanzag voor een wandelpad.

Een week na het ongeval kreeg hij klachten van algehele malaise, vermoeidheid en anorexie. Hij had bij het eerste bezoek van de huisarts geen koorts, ontkleurde feces of donkere urine. Wel moest hij vaak plassen en had hij een lichte dysurie. De voorgeschiedenis vermeldde hypertensie en BPH (benigne prostaathypertrofie). Hiervoor gebruikte hij triamtereen/hydrochloorthiazide en finasteride.

Gezien de griepachtige klachten en de vage mictieklachten begon de huisarts een behandeling met cotrimoxazol onder de werkdiagnose prostatitis. Twee dagen later vroeg de heer Van den Berg opnieuw een visite aan. Vanwege de wat gelige gelaatskleur met toenemende malaise, koorts en wat donkere urine dacht de huisarts nu aan hepatitis. Het cito bloedonderzoek gaf de volgende uitslagen: BSE 104 mm/1e uur, Hb 7,6 mmol/l, leukocyten 10,8 × 10^9/l, trombocyten 25 × 10^9/l, creatinine 473 μmol/l, gamma-GT 65 U/l, ALAT 95 U/l, LDH 545 U/l, amylase 484 U/l, bilirubine totaal 114 μmol/l, bilirubine geconjugeerd 94 μmol/l en glucose 11,4 mmol/l.

Vanwege het contact met oppervlaktewater en de fors gestoorde nier- en leverfuncties in combinatie met een trombocytopenie vermoedde de huisarts de ziekte van Weil. Zij stuurde de patiënt in naar de afdeling Interne geneeskunde. De serologie bleek inderdaad positief te zijn voor leptospirose. Kort na de opname verslechterde zijn toestand en werd hij overgebracht naar de intensive care. Hij ontwikkelde een hepatische encefalopathie en een delier, waarvoor hij werd behandeld met penicilline i.v., lactulose en haloperidol. Na twee weken mocht de heer Van den Berg in redelijke conditie weer naar huis; zijn nier- en leverfuncties waren grotendeels genormaliseerd.

Bij een controlelaboratoriumonderzoek een halfjaar later bleken zowel de nier- als de leverfuncties weer helemaal normaal. Hij voelde zich overigens prima.

Op bivak in de Ardennen

De heer Van Vliet, een 20-jarige militair, was in het najaar beroepshalve in de Belgische Ardennen op bivak. Na terugkeer in Nederland kreeg hij na een paar dagen koorts en last van pijnlijke benen, algehele malaise en vermoeidheid. Op de vierde dag van zijn ziekteverschijnselen meldde hij zich bij de huisartsenpost. Hier werd in eerste instantie de diagnose myalgie door surmenage ten gevolge van het bivak gesteld en kreeg hij diclofenac voorgeschreven.
Twee dagen later kwam hij op het spreekuur bij de huisarts, omdat de klachten in ernst waren toegenomen en hij geen eetlust had en weinig plaste. De anamnese leverde verder op: een tekenbeet drie weken geleden zonder huiduitslag, geen recent tropenbezoek en geen contact met oppervlaktewater. Zijn voorgeschiedenis was verder blanco en hij gebruikte geen medicijnen.
De jongeman maakte een matig zieke indruk, maar had zo veel pijn in zijn benen dat hij onmiddellijk op de onderzoeksbank moest gaan liggen. De diclofenac had niet geholpen. De pijn kwam verspreid over beide benen voor, links meer dan rechts; palpatie leverde veel pijn op. Bij neurologisch onderzoek en gewrichtsonderzoek werden geen afwijkingen gevonden. De koorts was opgelopen tot 40 °C; verder leverde het lichamelijk onderzoek geen bijzonderheden op, met name geen icterus.
De huisarts stelde de diagnose polymyositis met als differentiële diagnose: een virale oorzaak, borreliose (ziekte van Lyme) en leptospirose (ziekte van Weil). Cito bloedonderzoek gaf als uitslag: BSE 57 mm/1e uur, CRP 160 mg/l, Hb 8,6 mmol/l, leukocyten $12,0 \times 10^9$/l, trombocyten 69×10^9/l, natrium 141 mmol/l, kalium 3,7 mmol/l, ureum 17,9 mmol/l, creatinine 302 µmol/l, alkalische fosfatase 196 U/l, gamma-GT 73 U/l, ASAT 284 U/l, ALAT 124 U/l, creatinekinase 1924 U/l.
Gezien de combinatie van uitgesproken lever- en nierfunctiestoornissen, zeer hoge CK-waarden en trombocytopenie werd nu in eerste instantie aan de ziekte van Weil gedacht. In overleg met de internist werd de patiënt met spoed op de afdeling Interne geneeskunde opgenomen.
Bij opname werd hij behandeld met penicilline G en vocht per infuus. De heer Van Vliet knapte al in een paar dagen op. De nierfunctie herstelde snel: drie dagen na opname was het creatinine 109 µmol/l en het ureum 9,9 mmol/l. Hemodialyse was niet nodig. De leverfunctie herstelde langzamer. De leptospiroseserologie was positief, de borreliaserologie negatief. Na één week volgde ontslag uit het ziekenhuis.

Na een maand kwam hij nog een keer bij de huisarts vanwege aanhoudende vermoeidheidsklachten. Zijn werk als militair kon hij pas na geruime tijd weer oppakken.

Bespreking

Zoals genoemd is de ziekte van Weil een klinisch moeilijk te stellen diagnose. Er zijn vaak maar weinig symptomen en als ze er al zijn, hebben ze een algemeen griepachtig karakter.[4] Ook blijkt uit beide casus dat hetzelfde ziektebeeld een volledig andere presentatie kan geven.

De heer Van de Berg was bij het tweede huisartsbezoek licht icterisch. De huisarts dacht aan een hepatitis, hoewel niet het gehele klinische beeld hiermee te verklaren was.

Uit het bloedonderzoek bleek naast de verwachte leverfunctiestoornissen de combinatie van nierfunctiestoornissen en trombocytopenie. Dit samen met het feit dat hij in zoet water was gevallen, waarvan hij bovendien een flinke slok had binnengekregen, leidde de volgende dag tot de diagnose en opname. Bij hem stond met name de icterus voorop, waarbij de progressieve leverfunctiestoornissen zelfs leidden tot een hepatische encefalopathie.

Bij de heer Van Vliet werd de huisarts aanvankelijk op het verkeerde been gezet, doordat de patiënt ontkende in contact te zijn geweest met oppervlaktewater. Hierdoor werd in eerste instantie de ziekte van Weil niet erg waarschijnlijk geacht. Vanwege de tekenbeet werd ook aan een borreliose gedacht, hoewel er geen sprake was geweest van erythema chronicum migrans. Uiteindelijk bleek bij navraag later dat hij tijdens het bivak waarschijnlijk besmet is geraakt doordat hij onder primitieve omstandigheden met modderige handen had moeten eten.

Epidemiologie in Nederland

Leptospirose is een zoönose: een infectieziekte die de mens bereikt vanuit een dierlijk reservoir. De natuurlijke gastheren voor de leptospiren zijn niet alleen knaagdieren, waaronder zoals algemeen bekend de rat, maar ook runderen en varkens. Zij vormen het infectiereservoir en verspreiden levenslang de leptospiren via de urine en via hun jongen. Zij worden niet of in lichte mate ziek. De mens (maar ook de hond) vormt een toevallige gastheer, die van de besmetting ernstig ziek wordt. Leptospirosis komt wereldwijd voor, met een voorkeur voor vochtige tropische gebieden.[4] Als importziekte, denk aan rafting en jungletochten, is de ziekte van Weil ook bekend, maar toch lopen de meeste patiënten de ziekte van Weil in Nederland op. In 2000 vormde het aantal importinfecties 31% van het totaal aantal gevallen, in 2001 nog slechts 21%.[5]

Er is een duidelijke seizoensspreiding met een piek in de nazomer en herfst (figuur 1).

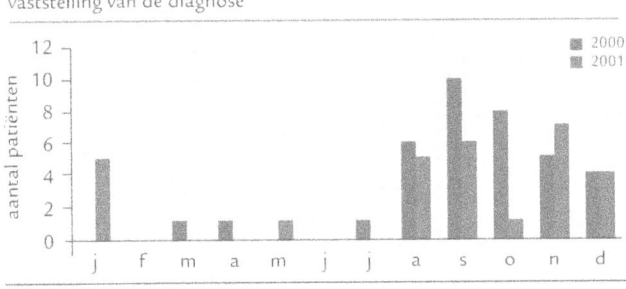

Figuur 1 Indeling van het aantal leptospirosegevallen per maand van vaststelling van de diagnose

Bron: Referentielaboratorium Leptospirose, KIT Amsterdam

Serotypen en risicogroepen

Er bestaan vele verschillende soorten serotypen leptospiren, waarvan de *L. icterohaemorrhagiae* in Nederland het meest voorkomt. Dit serotype heeft de rat als gastheer en veroorzaakt de ziekte van Weil. Andere belangrijke serotypen zijn: de *L. hardjo* (melkerskoorts), *L. grippotyphosa* (modderkoorts) en *L. pomona*. Melkerskoorts die bij veehouders tot begin deze eeuw regelmatig voorkwam, wordt inmiddels niet meer waargenomen, waarschijnlijk door een goed bestrijdingsprogramma bij runderen. Leptospirosis is mede hierdoor van een beroepsziekte steeds meer een recreatiegebonden ziekte geworden (figuur 2).[3,5,6]

Onder militairen in West-Europa is de incidentie van leptospirosis echter wel tienmaal zo hoog als in de burgerbevolking. Antibiotische profylaxe met doxycycline is effectief gebleken bij militairen die trainen in endemische gebieden met een hoog expositierisico. Voor de andere risicogroepen (tabel 1) is dit niet bewezen.[7,8]

De incidentie van leptospirosis daalt dus door de hiervoor genoemde bestrijdingsprogramma's, inentingen en stabilisatie van het aantal infecties opgelopen tijdens avontuurlijke vakanties in het buitenland.[4] Wij denken echter dat het werkelijke aantal besmettingen wel eens hoger zou kunnen liggen dan de registratie doet vermoeden. Het feit dat wij in een huisartsenpraktijk 2 van de 30 tot 35 geregistreerde gevallen per jaar hebben gezien, doet vermoeden dat er sprake is van een onderrapportage.

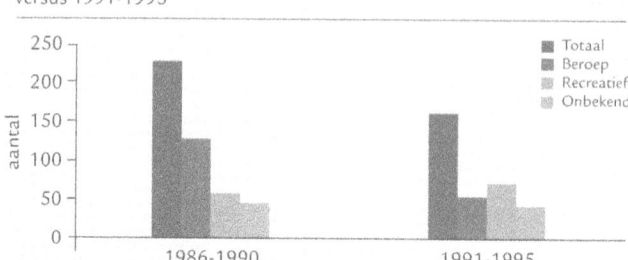

Figuur 2 Leptospirose in Nederland, gevallen in de periode 1986-1990 versus 1991-1995

Bron: Referentielaboratorium Leptospirose, KIT Amsterdam

Tabel 1	Risicogroepen in Nederland voor besmetting met leptospirosis.[1,4]

beroepsmatig:
- militairen
- landbouwers
- rioolarbeiders
- veehouders

waterrecreatie:
- zwemmers
- sportvissers
- jagers
- watersporters

importziekte:
- deelnemers aan jungletochten
- deelnemers aan rafting
- reizigers terug uit de tropen

ongevallen:
- personen die te water zijn geraakt en verweekte huid of wonden hebben

Klinisch beeld

Meestal gaat het om een patiënt uit een van de hiervoor genoemde risicogroepen. De incubatietijd is vijf tot veertien dagen.[3] De patiënt presenteert zich vaak met een griepachtig beeld met koorts, koude rillingen, hoofdpijn, ernstige spierpijn, gastro-intestinale klachten en soms geelzucht. Na verspreiding van de bacterie in het lichaam kan deze vrijwel elk orgaan aantasten. Bij sommige serotypen verloopt de ziekte milder, maar bij de ziekte van Weil betreft het een ernstig ziektebeeld met nierinsufficiëntie, icterus en een verhoogde bloedingsneiging. Ook kan er sprake zijn van meningitis en myocarditis.

Het bloedonderzoek laat een sterk verhoogde bezinking, trombocytopenie en sterke leukocytose met neutrofilie zien. Bij icterus bestaat er een uitgesproken bilirubinemie; de transaminasen zijn wat minder sterk gestegen. Ook zijn het creatinine en ureum verhoogd.

Het beloop is afhankelijk van de ernst van de symptomen en de tijdigheid van de ingezette behandeling. Bij een adequate behandeling duurt het herstel enkele dagen tot weken. Daarna kan de patiënt nog maanden vermoeidheidsklachten hebben en vindt er verder herstel plaats van de organen.

Conclusie

De ziekte van Weil komt weinig voor en manifesteert zich in eerste instantie met algemene griepachtige symptomen of met maar heel weinig symptomen. Daarom is het vaak een moeilijk te stellen diagnose, vooral in de huisartsenpraktijk waar nog geen voorselectie heeft plaatsgevonden en de diagnostische middelen beperkt zijn. Om als huisarts de diagnose ziekte van Weil te kunnen stellen, is kennis van de risicogroepen het belangrijkste aanknopingspunt. Indien de huisarts de gepresenteerde klachten hiermee in verband kan brengen, kan zij de ziekte van Weil in de differentiële diagnose opnemen; bloedonderzoek kan de diagnose nog aannemelijker maken. Daarna stuurt zij de patiënt zo snel mogelijk in naar de tweede lijn voor intraveneuze behandeling met penicilline, klinische observatie en eventuele nierdialyse.

Literatuur

1 Hoepelman IM, Noordaa J van der, Sauerwein RW, (red). Microbiologie en infectieziekten. Houten/Zaventem: Bohn Stafleu Van Loghum, 2002.
2 RIVM, KIT referentielaboratorium voor leptospirose. www.kit.nl/over_het_kit/html/leptospirose___dengue_surveill.asp; geraadpleegd december 2005.
3 Olszyna DP, Jaspars R, Speelman P, Elzakker E van, Korver H, Hartskeerl RA. Leptospirose in Nederland 1991-1995. Ned Tijdschr Geneeskd 1998;142:1270-3.
4 Bharti AR, Nally JE, Ricaldi JN, Matthias MA, Diaz MM, Lovett MA, et al. Leptospirosis: a zoonotic disease of global importance. Lancet Infect Dis 2003;3:757-71.
5 Hartskeerl R, Goris M. Import van leptospirose in 2001 afgenomen. Infectieziektenbulletin 2002;8:315-6.
6 Huits RM, Werf TS van der, Zijlstra JG. Klinisch denken en beslissen in de praktijk. Een man met icterus, nierfunctiestoornissen, trombocytopenie, spierpijn en verwardheid. Ned Tijdschr Geneeskd 2004;148:1137-41.
7 Johnston JH, Lloyd J, McDonald J, Waitkins S. Leptospirosis – an occupational disease of soldiers. J R Army Med Corps 1983;1292:111-4.
8 Guidugli F, Castro AA, Atallah AN. Antibiotics for preventing leptospirosis. The Cochrane Database of Systematic Reviews 2000, Issue 4. Oxford: Update Software.

Bovenbuikklachten in de loop van de zwangerschap: HELLP voor de huisarts

L.J. Boomsma, J.W.A. Valeton, E. Ligthart, D.A. Smit en F.M. Bekke
Eerder verschenen in Huisarts Wet 2005;48(4):185-7.

De kern

- Het HELLP-syndroom – een bijzondere vorm van pre-eclampsie in de zwangerschap – heeft een hoge mortaliteit van moeder en kind.
- Het HELLP-syndroom komt in 90% van de gevallen met atypische bovenbuikklachten voor in de tweede helft van de zwangerschap.
- Bij aanwijzingen voor een HELLP-syndroom meet de huisarts de bloeddruk en onderzoekt hij de urine op eiwit.
- Bij problemen in de zwangerschap is het zinvol om te overleggen met een verloskundige.

Inleiding

Nog maar weinig huisartsen begeleiden zwangere vrouwen. Soms roepen zwangere vrouwen de hulp van de huisarts in voor klachten die op het eerste gezicht geen verband houden met de zwangerschap. Helaas kunnen ernstige zwangerschapscomplicaties zich voordoen met op het eerste gezicht onschuldige klachten. Als de huisarts deze klachten niet herkent, kan het beloop dramatisch zijn.

De indeling van de aandoeningen die gepaard gaan met een verhoogde bloeddruk in de zwangerschap is gewijzigd. Men spreekt niet meer van toxicose maar van zwangerschapshypertensie; bij pre-eclampsie is er naast een verhoogde bloeddruk ook proteïnurie, maar deze hoeft niet samen te gaan met de vroeger omschreven pre-eclamptische klachten (hoofdpijn, bandgevoel, visusstoornissen) en bij eclampsie treden er ook insulten op.[1]

Een ernstige vorm van pre-eclampsie is het HELLP-syndroom (*Haemolysis, Elevated Liver enzymes, Low Platelet count*).

Aan de hand van twee patiënten bespreken we de symptomatologie van ernstige pre-eclampsie, de risico's voor moeder en kind en de aandachtspunten bij de diagnostiek voor de huisarts.

Mevrouw Desmet

In 1988 kwam om 4 uur 's ochtends mevrouw Desmet, een dertigjarige primigravida, naar de praktijk vanwege pijn in de rug en in de bovenbuik zonder echte uitstraling. Ze was ongeveer 24 weken zwanger en had tot op dat moment geen problemen gehad. De avond daarvoor had ze zich nogal opgewonden tijdens een wedstrijd van haar volleybalteam. Zij had geen vaginaal bloedverlies gemerkt, was niet misselijk en had geen hoofdpijn. Het kind schopte gewoon. Mevrouw Desmet was rusteloos, maar maakte geen zieke indruk. Ze 'hyperventileerde' en had wisselende spiercontracties. Daardoor was zij lastig te onderzoeken: de bloeddrukmeter ging met de spiercontracties op en neer en schommelde systolisch tussen 150 en 200 mmHg en diastolisch tussen 90 en 120 mmHg. De baarmoeder voelde normaal aan, maar door de spiercontracties van de benen was het moeilijk om te luisteren naar foetale harttonen. Mogelijk waren de nierloges licht slagpijnlijk. Differentieeldiagnostisch dacht de huisarts aan hyperventilatie (met tetanie) of een niersteenkoliek. Helaas had ze thuis net geplast. Na inbrengen van een zetpil butylscopolamine nam de pijn af en werd mevrouw Desmet rustiger. De bloeddruk bleef 150/95 mmHg. Ze ging naar huis met het verzoek om urine op te vangen en later op dezelfde ochtend terug te komen. De ochtendurine vertoonde macroscopische hematurie met proteïnurie en erytrocytencilinders in het sediment. Mevrouw Desmet voelde zich op dat moment goed; bij lichamelijk onderzoek vielen haar erg rode tenen op maar verder waren er geen afwijkingen, ook niet in de nierloges. De bloeddruk was beiderzijds 160/100 mmHg, de harttonen van het kind waren niet hoorbaar. De huisarts stuurde haar tot haar verbazing in met de diagnose zwangerschapshypertensie.

In het ziekenhuis werd een intra-uteriene vruchtdood vastgesteld en de gynaecoloog besloot een spontane partus af te wachten. Het verloop was dramatisch, want de uterus reageerde niet op weeënstimulerende middelen en er ontwikkelde zich een foudroyant HELLP-syndroom. Mevrouw Desmet werd in zeer slechte toestand overgeplaatst naar een academisch centrum, waar zij de volgende dag overleed.[2]

Mevrouw Kasimier

Recent kwam mevrouw Kasimier, een 28-jarige nullipara, met een tot dan toe ongestoorde zwangerschapsduur van 34 weken 's nachts naar de huisartsenpost. Zij was wakker geworden vanwege branderige pijn in de maagstreek, die niet echt uitstraalde. Zij was misselijk en had gebraakt, maar er was geen duidelijke relatie met voedselinname. Verder had ze geen klachten. De dienstdoende huisarts vond bij onderzoek lichte drukpijn in de maagstreek bij een verder soepele buik. De lever was niet vergroot of gevoelig. Er leek geen reden te zijn om de bloeddruk te meten en patiënte ging naar huis met een recept antacida. In de loop van die dag kreeg zij wat hoofdpijn, die 's avonds sterk toenam. Kort daarop kon mevrouw Kasimier niets meer zien en kreeg zij een eerste eclamptisch insult. Ze werd door haar partner met spoed naar de huisartsenpost gebracht. Tijdens het meten van de bloeddruk (150/100 mmHg) kreeg ze opnieuw een insult. Ze werd direct verwezen naar de gynaecoloog. In het ziekenhuis zag men een somnolente vrouw met een bloeddruk van 150/110 mmHg. Bij onderzoek bleek het kind klein, maar het leefde nog wel. Het bloedonderzoek wees op een anemie, trombocytopenie en gestoorde lever- en nierfuncties, suggestief voor een HELLP-syndroom. Mevrouw Kasimier kreeg magnesiumsulfaat en nifedipine per os, waarna een keizersnede werd uitgevoerd. Er werd een gezonde zoon van 1800 gram geboren, die kortdurend zuurstof nodig had, maar het verder prima deed. Postoperatief werd mevrouw Kasimier intensief bewaakt, maar ze herstelde zeer snel. De visus herstelde en na vijf dagen werd de patiënte in goede conditie ontslagen. Zij is momenteel klachtenvrij en normotensief zonder medicatie. Ook haar zoontje doet het goed.

Bespreking

Bij beide patiënten werd de zwangerschap gecompliceerd door een HELLP-syndroom dat in eerste instantie niet werd herkend. Na de eerste fase van bovenbuikklachten was er een periode van windstilte voordat het syndroom zich in één dag volledig ontwikkelde met bij de eerste patiënte een zeer dramatisch beloop.[2] Bij de tweede patiënte bleek het imponerende beeld gelukkig reversibel.

Er is weinig geschreven over het HELPP-syndroom in de eerste lijn. Een zoekactie in Pubmed in december 2004 onder de termen *HELLP syndrom* AND primary care* leverde geen treffers op. *HELLP syndrom* AND diagnosis* leverde 772 treffers op, maar slechts enkele overzichtsartikelen met diagnostische criteria die van belang zijn voor de eerste lijn.

Achtergrond

In de normale zwangerschap daalt de bloeddruk aan het eind van het eerste trimester en keert in het begin van het derde trimester terug naar de uitgangswaarde. Het plasmavolume en het hartminuutvolume zijn dan 40% gestegen, maar de vaatweerstand is net zo fors gedaald. Bij zwangerschapshypertensie en pre-eclampsie zijn het plasma- en hartminuutvolume gedaald met een verhoogde vaatweerstand door vasoconstrictie. De perfusiestoornis geeft aanleiding tot klachten en symptomen bij de zwangere vrouw en de verminderde doorstroming van de placenta brengt de foetus in gevaar. Zwangerschapshypertensie en pre-eclampsie vormen tijdens de zwangerschap de belangrijkste oorzaak van maternale en foetale sterfte in Nederland.[1] De placenta speelt de belangrijkste rol bij het optreden van pre-eclampsie, die zich bij ongeveer 10% van de patiënten ontwikkelt tot een HELLP-syndroom. Het precieze mechanisme is nog niet opgehelderd.[1,3]

De belangrijkste behandeling van het HELLP-syndroom is het zo snel mogelijk beëindigen van de zwangerschap. Het herhalingsrisico op pre-eclampsie in een volgende zwangerschap schat men op 14%, voor het HELLP-syndroom op 3%. Andere risicofactoren voor een recidief zijn nog niet bekend. Het nut van acetylsalicylzuur bij de profylaxe lijkt inmiddels bewezen.[3]

Klachten en onderzoek

De klachten en symptomen die kunnen voorkomen bij zwangerschapshypertensie en pre-eclampsie zijn samengevat in de tabel.[4] Het is belangrijk om te beseffen dat bij 90% van de patiënten met een HELLP-syndroom bovenbuikklachten zoals pijn of een bandgevoel op de voorgrond staan, die al dan niet samengaan met misselijkheid en braken. De oorzaak van die klachten is de verminderde doorstroming van lever en nieren. Bovenbuikklachten leiden meestal niet tot het meten van de bloeddruk, maar in de zwangerschap is daar alle reden voor.[4] Helaas heeft 20% van de patiënten met een HELLP-syndroom een normale bloeddruk, maar een ogenschijnlijk normale bloeddruk van 140/80 mmHg kan toch verhoogd zijn als de patiënte tijdens de zwangerschapscontroles steeds bloeddrukken had van 120/70 mmHg.[1,3,5] Dat veronderstelt wel dat de huisarts inzicht heeft in het verloop van de bloeddruk bij die patiënte. Vaak heeft de patiënte de kaart met zwangerschapsgegevens in eigen beheer en anders kan de huisarts overleggen met de dienstdoende verloskundige, die toegang heeft tot de gegevens.

De verminderde visus zoals bij de tweede patiënte is als onderdeel van het HELLP-syndroom eerder beschreven,[6] maar het is een zeldzame complicatie.

Aanvullend onderzoek

Aanvullend onderzoek dat voor de huisarts van belang is om de diagnose HELLP-syndroom te kunnen stellen is urineonderzoek op eiwit. Helaas is bij 5-15% van de patiënten met een HELLP-syndroom geen proteïnurie aan-

klachten	lichamelijk onderzoek	laboratoriumonderzoek
hoofdpijn (EC, HE) visusstoornissen (EC, HE)	hypertensie (ZH, PE, EC, HE) verhoogde reflexen (EC, HE) convulsies en coma (EC, HE)	
pijn in de bovenbuik (HE) misselijkheid (HE) braken (HE)	hypertensie (vergelijk met eerdere metingen)	leverfunctiestoornissen (HE)
verminderde urineproductie (ZH, PE, EC, HE)	hypertensie (ZH, PE, EC, HE) oedeem (PE, HE)	nierfunctiestoornissen (PE, EC, HE) proteïnurie (PE, EC, HE)

toonbaar.[5] Als de huisarts op korte termijn bloedonderzoek kan doen, zijn de eerste afwijkingen te verwachten in parameters voor hemolyse (haptoglobine en lactaatdehydrogenase), leverfuncties (ASAT en ALAT) en het afnemend aantal trombocyten.[5,7]

Differentieeldiagnostisch kan de huisarts bij bovenbuikklachten nog denken aan maagproblemen of galstenen. Bij echografisch onderzoek waren er bij 88% van de zwangere vrouwen met pre-eclampsie en bovenbuikklachten specifieke afwijkingen in de lever (zonder dat er galstenen werden aangetoond).[8] Gezien het beloop van het HELLP-syndroom, dat zich binnen een halve dag na het optreden van de eerste bovenbuikklachten volledig kan ontwikkelen, is het de vraag of de huisarts uitgebreid aanvullend onderzoek moet inzetten. Helaas heeft de huisarts ook geen houvast aan risicofactoren die de kans op een HELLP-syndroom verhogen. Mogelijk komt het HELPP-syndroom vaker voor bij vrouwen van Afrikaanse herkomst dan bij blanke vrouwen, maar dit is voor de huisarts van weinig praktisch belang.[9]

Samenwerking huisarts-verloskundige

Een apart aandachtspunt bij het vermoeden van de diagnose HELLP-syndroom is de plaats van de verloskundige, bij wie de vrouw veelal onder controle staat. Bij zwangeren met bovenbuikklachten en een ogenschijnlijk normale bloeddruk, kunnen de (bloeddruk)gegevens van de verloskundige richting geven aan de diagnose. Overleg met de dienstdoende verloskundige is daarom zeker te overwegen. Daarnaast moet de verloskundige op de hoogte gebracht worden van hetgeen er in de dienst gebeurd is. Bij de eerste casus kreeg de verloskundige via een omweg te horen dat de patiënte overleden was. Bij de tweede casus is de verloskundige daags na de opname door de huisarts van de vrouw op de hoogte gesteld.

Conclusie

Een zwangere vrouw met bovenbuikklachten aan het eind van het tweede of in het derde trimester van de zwangerschap is een risicopatiënt tot het tegendeel is bewezen.[1,2,4,5,7] De huisarts stemt zijn onderzoek af op het aantonen of uitsluiten van het HELPP-syndroom door de bloeddruk te meten en de urine te onderzoeken op eiwit. Gezien de ernst en het snelle beloop van het HELLP-syndroom regelt de huisarts bij twijfel een spoedige verwijzing.

Literatuur

1 Aarnoudse JG. Pijn in de bovenbuik in de tweede helft van de zwangerschap; HELLP. Ned Tijdschr Geneeskd 1995;139:865-8.
2 Reuwer PJHM, Bruinse HW. Pre-eclampsia still kills. Ned Tijdschr Geneeskd 1990; 134:1974.
3 Sibai BM. Diagnosis and management of gestational hypertension and preeclampsia. Obstet Gynaec 2003;102:181-92.
4 Schuitemaker NWE, Jansen FW, Kanhai HHH. De verzuimde bloeddrukmeting in de zwangerschap. Ned Tijdschr Geneeskd 1989;133:2105-7.
5 Rath W, Faridi A, Dudenhausen JW. HELLP syndrome. J Perinat Med 2000;28:249-60.
6 Tara PN, Byrne H, Francis PJ, Shennan A. HELLP syndrome complicated by visual loss. J Obstet Gynaecol 2002;23:562-3.
7 Martin JN, May WL, Magann EF, Terrone DA, Rinehart BK, Black J. Early risk assessment of severe preeclampsia: admission battery of symptoms and laboratory tests to predict likelihood of subsequent significant maternal morbidity. Am J Obstet Gynaec 1999;180:1407-14.
8 Suarez B, Alves K, Senat MV, Fromageot J, Fischer C, Rosenberg P, et al. Abdominal pain and preeclampsia: sonographic findings in the maternal liver. J Ultrasound Med 2002;21:1077-83.
9 Haddad B, Barton JR, Livingston JC, Chahine R, Sibai BM. Risk factors for adverse maternal outcome among women with HELLP (hemolysis, elevated liver enzymes, and low platelet count) syndrome. Am J Obstet Gynaec 2000;183:444-8.

De saturatiemeter in de huisartsenpraktijk

Wil van den Bosch, Tjard Schermer en Niels Chavannes

De auteurs hebben destijds van de firma PT Medical BV een saturatiemeter voor één jaar op proef gekregen. Eerder verschenen in Huisarts Wet 2005;48(9):467-9.

Samenvatting

- Nu er een klein, handzaam, betrouwbaar en goedkoop apparaat beschikbaar is om de zuurstofsaturatie van patiënten te meten, kan de huisarts patiënten met aandoeningen die gerelateerd kunnen zijn aan een lage zuurstofsaturatie gerichter behandelen en verwijzen.
- Wij lichten dit toe aan de hand van een aantal casus uit de huisartsenpraktijk. Daarnaast geven wij een overzicht vanuit de literatuur over de betrouwbaarheid en de toepassing van de saturatiemeter in de huisartsenpraktijk.

Inleiding

De introductie van nieuwe technologieën in de huisartsenpraktijk heeft in het verleden invloed gehad op de praktijkvoering van de huisarts. De kwaliteit van het huisartsgeneeskundig handelen verbeterde en de huisarts kon meer patiënten zelf behandelen die daarvoor op tweedelijnszorg waren aangewezen. Bekende voorbeelden in dit verband zijn de glucosemeter, waardoor de huisarts de hoofdbehandelaar werd van de meeste type-2-diabeten en de spirometer die een vergelijkbare rol heeft vervuld voor de huisarts bij patiënten met astma en COPD.[1,2]

Huisartsen krijgen geregeld te maken met patiënten met acute benauwdheid bij wie zij de keuze moeten maken de betreffende patiënt zelf te behandelen of in te sturen naar het ziekenhuis. Het gaat dan bijvoorbeeld om patiënten met exacerbaties van astma of COPD, met decompensatio cordis of met een pneumonie. Meting van de zuurstofsaturatie kan dan een belangrijk hulpmiddel zijn om een beter afgewogen keus te maken. Ook kan het vinden van een verlaagde zuurstofsaturatie bij patiënten die onwel worden de huisarts beter leiden tot de diagnose zoals bij een longembolie. Het is namelijk niet gemakkelijk om een hypoxie klinisch vast te stellen. Zichtbare cyanose treedt pas op bij een zuurstofsaturatie lager dan 67%.[3] De waarde en de betrouwbaarheid van de saturatiemeter is vooral onderzocht bij klinische patiënten opgenomen op intensivecare-units en afdelingen voor neonatologie. Daarbij is vooral gekeken naar de waarde van dit instrument bij de monitoring van de respiratie en minder naar het gebruik als diagnosticum. Saturatiemeters kunnen 2-3% afwijken bij waarden boven de 90%. Onder deze waarde kan de afwijking oplopen tot 5-6%.[4]

In de huisartsenpraktijk in Lent is het afgelopen jaar een zuurstofsaturatiemeter gebruikt. Voordat wij een wetenschappelijke uitspraak doen over de meerwaarde van de saturatiemeter in de huisartsenpraktijk, vermelden wij eerst een aantal casus waarbij de saturatiemeter een belangrijke rol heeft gespeeld bij het beleid van de huisarts.

Casus 1

Mevrouw Van Heeteren heeft een matig-ernstige COPD. Zij is een 71-jarige weduwe die zelfstandig woont en hoewel zij zegt gestopt te zijn met roken nog regelmatig met een sigaretje wordt betrapt. Zij is onder controle van de longarts, maar heeft daarnaast zeer regelmatig contact met de huisarts die haar dan thuis moet bezoeken.
Bij de laatste controle was bij haar spirometrie de FEV_1 1,26 en daarmee 62% van de voorspelde waarde. Mevrouw regelt de aandacht van haar omgeving soms via haar benauwdheid. De in de buurt wonende kinderen worden met grote regelmaat gebeld en ook de huisarts ontsnapt niet aan dit gedrag. In het afgelopen jaar is zij tweemaal met een exacerbatie opgenomen geweest in het ziekenhuis.
Zij wordt behandeld met een inhalatiesteroïde en een langwerkend bèta-mimeticum en met ipratropiumbromide. Bij een exacerbatie krijgt zij een stootkuur met prednison. Het is opvallend dat mevrouw Van Heeteren elke keer als de orale prednisonmedicatie wordt afgebouwd een progressie van haar klachten meldt. Het is zowel thuis als in het ziekenhuis vaak moeilijk om dan onderscheid te maken tussen de dyspneu op basis van obstructie en haar angst. Misschien heeft zij langzamerhand wel een soort verslaving aan prednison ontwikkeld.

Op een ochtend wordt de huisarts door de buurman van mevrouw Van Heeteren gevraagd om haar met spoed thuis te bezoeken. Zij is heftig benauwd, zit rechtop in de stoel en hapt naar adem. Intussen heeft de buurman ook al 1-1-2 gebeld.
Het onderzoek van de longen verloopt moeizaam door de paniek bij patiënte.

Daarom wordt eerst de saturatiemeter aangesloten. De zuurstofsaturatie blijkt 98% te zijn. Op basis van deze bevinding tracht de huisarts eerst de rust in huis te herstellen. De ziekenwagen die onderweg is, wordt afbesteld. Langzamerhand wordt mevrouw Van Heeteren rustiger. Zij vertelt dat zij geprobeerd heeft haar kinderen te bellen, maar dat zij niemand had kunnen bereiken. De huisarts bespreekt met haar dat haar benauwdheid gebaseerd is op angst, ongerustheid en de afwezigheid van haar kinderen. In tweede instantie wordt een plaats voor haar geregeld in het verzorgingshuis. Ook daar wordt de huisarts nog met regelmaat geroepen. De saturatiemeter wordt dan gebruikt om de keuze te onderbouwen haar wel of niet op te laten nemen. Dit geldt ook voor het besluit om haar wel of niet met een prednisonstootkuur te behandelen. De prednison wordt met enige moeite afgebouwd.

Casus 2

De heer Minderaa heeft een idiopathische longfibrose. Hij is nu 76 jaar en de diagnose is drie jaar geleden gesteld. Hij heeft zuurstof thuis en sinds zes maanden is hij ook in het bezit van een draagbaar zuurstofapparaat. Desondanks is hij alweer enkele malen een paar dagen opgenomen geweest in het ziekenhuis. De dyspneu is erg inspanningsafhankelijk. In overleg met de longarts spreekt de huisarts af dat hij in rust 2 liter en bij inspanning 6 liter zuurstof mag gebruiken. In het ziekenhuis is gebleken dat zijn saturatie daarmee boven de 90% blijft. Bij benauwdheid kan op het spreekuur van de huisarts gecontroleerd worden of rust en verhoging van het aantal liters zuurstof per minuut leiden tot voldoende verhoging van de saturatie.
Op een dag komt hij samen met zijn echtgenote op het spreekuur, omdat hij ondanks de afgesproken verhoging van de zuurstof benauwd blijft. Hij heeft zich die dag extra ingespannen. De huisarts vindt geen tekenen van een infect. De zuurstofsaturatie blijkt 78%. Na een kwartier rustig zitten en verhoging van de zuurstof naar 4 liter komt de saturatie niet boven de 80%. In overleg met de longarts wordt de heer Minderaa opgenomen.

Casus 3

Ook de heer Schippers heeft een longfibrose, in dit geval ten gevolge van zijn sclerodermie. Net als de heer Minderaa heeft hij een draagbaar zuurstofapparaat. Hij komt op het spreekuur om te laten controleren of hij weer naar het ziekenhuis moet. Hij heeft die ochtend in de tuin gewerkt en is nu erg kortademig.
Bij binnenkomst heeft hij een saturatie van 88% bij 2 liter zuurstof. Na enige minuten rust en verhoging van de zuurstof naar 3 liter stijgt de saturatie naar

97%. De heer Schippers neemt plaats in de wachtkamer en de zuurstof wordt weer verlaagd naar 2 liter. Na vijftien minuten blijft de saturatie met 96% op een voldoende niveau. Hij gaat naar huis met de opdracht zijn activiteitenniveau verder aan te passen op geleide van zijn beperkingen. Hij krijgt het advies voortaan 3 liter zuurstof te gebruiken bij zware inspanning.

Casus 4

De heer Van Tent is twee dagen tevoren uit het ziekenhuis ontslagen waar hij was opgenomen met benauwdheidklachten, koorts en een sterk verhoogd creatininegehalte. De internist en de nefroloog hadden toen na het nodige onderzoek de diagnose ziekte van Wegener gesteld. De huisarts had de heer Van Tent de dag na zijn ontslag thuis bezocht. De patiënt had door de opname veel conditie ingeleverd. Hij was moe en weinig mobiel en hij was erg aangeslagen door het gebeuren.
De ochtend na dit bezoek wordt de huisarts gebeld om met spoed te komen omdat de patiënt onwel is geworden. Hij was naar het toilet gelopen en daar flauwgevallen. Het had misschien een paar minuten geduurd. Nu ligt hij op de bank en is er eigenlijk weinig meer aan de hand. Hij klaagt nog over duizeligheid en moeheid, hij voelt zich wat benauwd, maar heeft geen pijn op de borst. Wanneer hij overeind komt, wordt hij licht in zijn hoofd. Hij heeft een RR van 120/80 mmHg, een regulaire pols van 72/min en een bloedsuiker van 7,7 mmol/l. De saturatiemeter laat echter een zuurstofverzadiging van 76% zien.
De heer Van Tent wordt ingestuurd met een vermoedelijke longembolie. Deze diagnose zou later in het ziekenhuis worden bevestigd.

Beschouwing

De saturatiemeter wordt al intensief toegepast in de klinische situatie. Ook ambulancepersoneel maakt al vaak gebruik van deze voorziening. De gebruiksvriendelijkheid en de prijs van de nieuwe generatie saturatieapparaten zijn op dit moment zo gunstig geworden dat het apparaat bereikbaar is geworden voor de huisarts (kader). De uitslagen zijn snel en gemakkelijk te interpreteren en het apparaatje past in iedere visitetas.
 De bovenstaande casussen laten zien dat er acute situaties voorkomen waarbij de saturatiemeter een meerwaarde kan betekenen. Daarnaast kan deze nog nuttig zijn om baselinesaturaties bij bekende hoogrisicopatiënten in de stabiele fase in kaart te brengen. Het kan dan gaan om patiënten met aangetoond hartfalen na ontslag uit het ziekenhuis, patiënten met ernstig COPD na revalidatie, en om geriatrische patiënten die vaker 'stille pneumonieën' hebben gehad. Bij deze aandoeningen zou geanticipeerd kunnen

worden op moeilijke diagnostische beslismomenten, en men zou zelfs kunnen overwegen dit onderdeel van de follow-up door de praktijkondersteuner te laten uitvoeren. Er is echter nog maar weinig bekend over de toepassingsmogelijkheden, de betrouwbaarheid en de risico's rond de interpretatie bij gebruik van dit instrument.

Jones en medewerkers onderzochten het gebruik van de saturatiemeter in zeventien Britse huisartsenpraktijken.[5] Gedurende een periode van een jaar werden 229 metingen verricht. De meest voorkomende indicatie waarbij de saturatiemeter werd gebruikt was een exacerbatie van COPD. In 20% van de gevallen beïnvloedde de meting het beleid van de huisarts. Twee derde van de metingen leidde tot geruststelling van de huisarts en de patiënt. Er waren dertig patiënten (13%) met een zuurstofsaturatie lager dan 90%. Tien van hen werden ingestuurd naar de longarts en opgenomen. De auteurs concluderen dat de positie van de huisarts om patiënten te selecteren voor verwijzing naar de tweede lijn door het gebruik van de saturatiemeter versterkt wordt.

Over het afkappunt van 90% is nog geen consensus. In een onderzoek waarbij de saturatiemeter als screeningsinstrument voor hypoxie werd gebruikt en voor een afkappunt van 92% werd gekozen, leidde dit tot een sensitiviteit van 100% en een specificiteit van 86%.[6] Wanneer voor een lager afkappunt wordt gekozen, neemt de kans op fout-negatieve geruststelling toe.[7] De gouden standaard voor de diagnose hypoxie blijft echter de arteriële bloedgasanalyse, op basis waarvan de longarts wel of niet behandeling met zuurstof kan voorschrijven. De eenvoudige saturatiemeter komt juist van pas bij de voorselectie van patiënten met mogelijke hypoxie: de potentieel grote groep cardiopulmonaal belaste patiënten in de huisartsenpraktijk.[8]

Bij acute dyspneu geeft meting van de saturatie extra informatie over de ernst van de hypoxie en daarmee over de noodzaak daarvoor de nodige maatregelen te nemen.[9]

Bij plotselinge onverklaarde dyspneu kan een verlaagde saturatie wijzen op het bestaan van een longembolie.[10] Ook bij pneumonieën biedt het meten van de saturatie mogelijkheden het beleid te verbeteren.[11]

In Engeland leidden deze gegevens ertoe dat in de richtlijnen van de British Thoracic Society opgenomen werd dat de saturatiemeter beschikbaar zou moeten komen voor huisartsen om bij de diagnose pneumonie beter te kunnen selecteren wie wel en wie niet thuis behandeld zouden kunnen worden.[12] In Nederland wordt er in richtlijnen voor huisartsen (nog) geen melding gemaakt van de mogelijkheid om als huisarts of praktijkondersteuner de saturatie te meten. Er is wel discussie over de aanwezigheid van ECG-apparatuur, zuurstof en een defibrillator in de visiteauto's van huisartsenposten, maar de (veel bescheidener) investering in een saturatiemeter zou wel eens aan deze discussie toegevoegd kunnen worden.

Voorbeelden saturatiemeters

Alle saturatiemeters hebben een bereik van 0-100%. De verschillen zitten vooral in de afmetingen. De Nonin is de kleinste.

Nonin Palmsat 2500®
- meet polsfrequentie van 18-300/minuut
- afmeting: 3,2 × 7,0 × 13,8 cm
- gewicht: 210 gram (inclusief batterijen)
- voeding: 4 AA-batterijen
- nauwkeurigheid 65-100%: 1,88%

Nonin 9500 Onynx®
- meet polsfrequentie van 18-300/minuut
- afmeting: 3,3 × 3,3 × 5,7 cm
- gewicht: 60 gram
- voeding: 2 AAA; 1000 metingen op 1 set batterijen

Nellcor Oximax NPB-40®
- meet polsfrequentie van 18-250/minuut
- afmeting: 7,5 × 16 × 3,8 cm
- gewicht: circa 300 gram
- voeding: 4 AA-batterijen

Literatuur

1 Rutten GEHM, Verhoeven S, Heine RJ, Grauw WJC de, Cromme PVM, Reenders K, et al. Diabetes Mellitus Type 2. NHG-Standaard (eerste herziening). Huisarts Wet 1999; 42:67-84.
2 Dam-Kuijpers AGE, Zwan L van der, Bareman FP, Ponsioen BP, Hoes AW. Spirometrie in de huisartsenpraktijk: diagnostische informatie en haalbaarheid. Huisarts Wet 1998;41:286-9.
3 Grace RF. Pulse oximetry: gold standard or false sense of security. Med J Aust 1994; 160:638-44.
4 Jubran A. Pulse oximetry. Crit Care 1999;3:11-7.
5 Jones K, Cassidy P, Killen J, Ellis H. The feasibility and usefulness of oximetry measurements in primary care. Pim Care Resp J 2003;12:4-6.
6 Kelly AM, McAlpine R, Kyle E. How accurate are pulse oximeters in patients with acute exacerbations of chronic obstructive airways disease? Respir Med 2001;95:336-40.
7 Chavannes NH. Pulse oximetry and respiratory disease in primary care. Prim Care Resp J 2003;12:2-3.
8 Roberts CM, Franklin J, O'Neill A, Roberts RP, Ide J, Hanley ML, et al. Screening

patients in general practice with COPD for long-term domiciliary oxygen requirement using pulse oximetry. Resp Med 1998;92:1265-8.
9. Zoorob RJ, Campbell JS. Acute dyspnea in the office. Am Fam Physician 2003;68:1803-10.
10. Rossdale M, Harvey JE. Diagnosing pulmonary embolism in primary care. BMJ 2003; 327:393.
11. Levin KP, Hanusa BH, Rotondi A, Singer DE, Coley CM, et al. Arterial blood gas and pulse oximetry in initial management of patients with community-acquired pneumonia. J Gen Intern Med. 2001;16:590-8.
12. British Thoracic Society. Guidelines for the Management of Community Acquired Penumonia in Adults. Thorax 2001;56: supplement IV.

De vele gezichten van het colorectaal carcinoom

Roger Damoiseaux
Eerder verschenen in Huisarts Wet 2004;47(7):335-7.

Inleiding

Rectaal bloedverlies, een veranderd ontlastingspatroon, gewichtsverlies of buikpijn kunnen de eerste symptomen van een colorectaal carcinoom zijn. Het probleem dat zich in de huisartsenpraktijk voordoet, is dat er veel mensen zijn met de hiervoor beschreven klachten zonder ernstige pathologie. Van de huisarts wordt verwacht dat hij in een consult van tien minuten een beslissing neemt over verder onderzoek of een afwachtend beleid. Het belang van een tijdige diagnose voor de prognose spreekt voor zichzelf, maar het is geen goed huisartsgeneeskundig handelen om iedereen met deze klachten voor verder onderzoek door te sturen. In twee jaar tijd zag ik in mijn praktijk (2500 patiënten) de volgende patiënten die de verscheidenheid in presentatie van het colorectaal carcinoom illustreren. Aan de hand van deze casuïstiek bespreek ik ook de voorspellende waarde van de verschillende symptomen in de huisartsenpraktijk en de mogelijkheid om een risicostratificatie aan te brengen.

De kern

- Klachten die passen bij een colorectaal carcinoom komen veel voor en duiden op zich niet vaak op ernstige pathologie.
- Combinaties van symptomen en het persisteren ervan maken de aanwezigheid van een colorectaal carcinoom waarschijnlijker.
- Om tot een goede risico-inschatting te komen is een adequate anamnese met aandacht voor alarmsymptomen (rectaal bloedverlies, gewichtsverlies en een veranderd ontlastingspatroon) en voor risicofactoren (familiaire belasting) essentieel.

- Het lichamelijk onderzoek moet onderzoek van de buik en rectaal toucher bevatten.

Casus 1

De heer Meisen komt op het spreekuur met de klacht dat hij tweemaal bloed bij de ontlasting heeft gehad binnen een tijdsbestek van enkele weken. Hij is 67 jaar en hij heeft tien jaar geleden een hartinfarct gehad en een jaar later een coronaire bypassoperatie. Als medicatie gebruikt hij atenolol en acetylsalicylzuur. Rectaal toucher (RT) levert behalve een wat forse prostaat geen afwijkingen op. Ik verwijs hem voor een sigmoïdoscopie. Hieruit komen geen endoscopische afwijkingen naar voren. De gastro-enteroloog adviseert om bij recidief bloedverlies een totale colonoscopie te doen.

Hiernaast heeft hij in dezelfde periode steeds meer last gekregen van gewrichtsklachten en bij laboratoriumonderzoek was er een licht verhoogde bezinking (22) en een licht verlaagd Hb (8,3). Vanwege de gewrichtsklachten gebruikt de heer Meisen diclofenac. Hierdoor krijgt hij maagklachten die weer met omeprazol behandeld worden.

Vijf maanden na het consult wegens rectaal bloedverlies komt hij op het spreekuur met de mededeling dat het helemaal niet goed met hem gaat. In de ochtend moet hij braken, hij heeft pijn in de buik en is ook in enkele maanden 8 kg afgevallen. Ook conditioneel is hij erg achteruitgegaan: tennissen lukt niet meer. Bij onderzoek van de buik is er nu een vaste tumor onder de rechter ribbenboog te voelen die iets gevoelig is. Hij is niet geel. Verder onderzoek bij de internist brengt een gemetastaseerd coloncarcinoom aan het licht. De tumor bevindt zich in het proximale deel van het colon transversum en er zijn meerdere levermetastasen en lymfekliermetastasen. Hij heeft daarna nog een palliatieve chemokuur gehad, zonder veel effect. Een halfjaar later is hij thuis overleden.

Casus 2

De heer Van Delden komt voor zijn bloeddrukcontrole en vertelt dat hij veel pijn in de linker lies heeft. Hij is een 54-jarige automonteur en hij heeft vanwege de pijn moeite met werken. Bij onderzoek is er sprake van een pijnlijke endorotatie van de linker heup; omdat ik een coxartrose vermoed, vraag ik een röntgenfoto aan. Hierop worden geen afwijkingen gezien. Omdat hij heftige pijnen blijft houden vraag ik de orthopeed in consult. Tijdens de wachtperiode worden de pijnen erger en begint hij ook fors af te vallen. Ook krijgt hij pijn in de linker schouder. De internist vermoedt een gemetastaseerd proces en neemt hem op voor verdere diagnostiek. Er blijkt sprake te zijn van een gemetastaseerd coloncarcinoom. De primaire tumor is in het colon ascendens gelokaliseerd en er zijn long-, lever- en botmetastasen, onder andere in de linker heup. Ruim een jaar na het eerste consult vanwege de pijn in de heup is de heer Van Delden thuis overleden.

Casus 3

De heer Kampers, 56 jaar, vertelt dat hij sinds 3 maanden een veranderd ontlastingspatroon heeft met bloed op en door de ontlasting. Soms heeft hij forse aandrang; afgevallen is hij niet. Bij onderzoek van de buik is er drukpijn in de linker buikhelft, maar er is geen palpabele weerstand. RT laat geen abnormale weerstanden voelen en er zit geen bloed aan de handschoen. Natuurlijk denk ik bij de differentiële diagnose aan een coloncarcinoom en die blijkt er bij colonoscopie ook te zijn. De tumor is gelokaliseerd in het sigmoïd en preoperatief onderzoek geeft geen aanwijzingen voor metastasen. Er wordt een sigmoïdresectie verricht; hieruit blijkt een Dukes-B-sigmoïdcarcinoom (T3N0M0). Het postoperatieve beloop wordt ernstig gecompliceerd door abcesvorming en fistelvorming. Hij heeft meerdere laparotomieën gehad. Een jaar na de operatie gaat het goed met hem.

Casus 4

De heer Van de Hoeven is een 70-jarige man; hij heeft een lichte hypertensie en matige COPD. Hij komt op het spreekuur omdat hij twee weken buikpijn heeft en pijn in de linker zij. Hij heeft normale defecatie zonder bloed erbij; na defecatie verminderen de klachten. De linker onderbuik is drukpijnlijk, ook is hier een worstvormige weerstand te voelen. Verder tikt de leverrand net aan. Bij RT is een forse prostaat te voelen en verder een lege ampul. Voor de differentiële diagnose denk ik aan obstipatie, maar ook aan een proces in het colon. Ik besluit om te laxeren met lactulose. Hierop ontwikkelt hij heftige krampende pijnen in de buik, die waarschijnlijk duiden op darmkolieken. Bij herhaaldelijk onderzoek blijkt de buik steeds soepel en is de weerstand in de linker buikhelft niet meer te voelen.
Na een maand zijn de klachten nog ongewijzigd aanwezig en sigmoïdoscopie laat een niet te passeren proces in het colon descendens zien. Er wordt een hemicolectomie uitgevoerd waarbij een Dukes-C-carcinoom (T3N0Mx) aan het licht komt. Een jaar na de operatie maakt hij het goed.

Casus 5

Mevrouw Molenberg, een 76-jarige vrouw, komt op het spreekuur voor een nacontrole van een COPD-exacerbatie waarvoor ze antibiotica en prednison heeft gehad. Ze is flink opgeknapt, minder benauwd en de koorts is verdwenen. Wel vertelt ze nog bij het weggaan dat ze wat diarree heeft en ook wat bloed bij de ontlasting gezien heeft. Ze vertelt er al bij dat dit waarschijnlijk van de antibiotica komt. Ik zeg dat ze daar waarschijnlijk wel gelijk in heeft, maar vraag haar om terug te komen als ze weer bloed bij de ontlasting heeft. Twee jaar later komt ze terug en vertelt dat ze nu al enkele weken een veranderd ontlastingspatroon heeft en ook regelmatig bloed bij de ontlasting. Bij onderzoek voel ik bij het RT een forse tumor dorsaal in het rectum. Colonoscopie wijst uit dat mevrouw Molenberg een adenocarcinoom heeft. Ze wordt eerst voorbestraald waarna ze een rectumamputatie ondergaat. Pathologisch onderzoek laat geen doorgroei in het omringende vetweefsel zien en de lymfeklieren zijn vrij van tumorweefsel (T2N0M0). Postoperatief zijn er veel problemen met de longen en heeft ze ook nog een naadlekkage.

Wat voegt een anamnese toe?

Het is vaak de combinatie van symptomen en risicofactoren die een grotere voorspellende waarde heeft dan de afzonderlijke symptomen op zich.[1] Rectaal bloedverlies ziet een huisarts met een normpraktijk per jaar ongeveer 15 tot 20 keer bij mensen tussen de 18 en 76 jaar.[2] Maar in 3% van de gevallen waarin een patiënt bij de huisarts komt omdat hij bloed bij de ontlasting heeft, wordt dit veroorzaakt door een maligniteit. Door dit symptoom in een prognostisch model te combineren met een leeftijd boven de 50 jaar, het bloed op of door de ontlasting en een veranderd ontlastingspatroon, kon 87% van deze patiënten met rectaal bloedverlies zonder deze combinatie terecht gerustgesteld worden.[3]

Drie van mijn patiënten kwamen met rectaal bloedverlies als klacht op het spreekuur. Bij de heer Meisen werd met sigmoïdoscopie aanvankelijk geen aanwijzing voor pathologie gevonden en een afwachtend beleid geadviseerd tot de klacht zich zou herhalen. Hij ontwikkelde wel maagklachten, maar die duidde ik als bijwerking van diclofenac. Vijf maanden later bleek er een gemetastaseerd coloncarcinoom te bestaan in het proximale deel van het colon transversum. Of dit het eerdere bloedverlies verklaart, blijft de vraag en of verder onderzoek in mei tot een ander beloop zou hebben geleid, blijft ook onzeker. In een serie van 194 patiënten met een coloncarcinoom wees rectaal bloedverlies vaker op een distale locatie van het carcinoom (OR 3,45). Van 82 patiënten met proximaal gelokaliseerde tumoren kwamen er ook nog 35 (43%) met rectaal bloedverlies als klacht bij de arts.[4]

Bij de andere twee patiënten (de heer Kampers en mevrouw Molenberg) was het bloedverlies hoogstwaarschijnlijk wel veroorzaakt door de tumor. Reden voor verder onderzoek bij de heer Kampers was de combinatie van een veranderd ontlastingspatroon en het bloed dat door de ontlasting heen zat; bij mevrouw Molenberg was dat de palpabele tumor bij RT.

Alarmsymptomen en risicofactoren

Niet alle colorectale tumoren gaan gepaard met rectaal bloedverlies; dit is maar bij 10 tot 50% van de gevallen zo. Een veranderd ontlastingspatroon en gewichtsverlies zijn ook alarmsymptomen. De helft van alle patiënten met een colorectaal carcinoom heeft een veranderd ontlastingspatroon en 40% gewichtsverlies.[4] Hoe vaak deze symptomen afzonderlijk op een colorectaal carcinoom wijzen, is niet bekend.[5,6] Twee van mijn patiënten (Meisen en Van Delden) hadden gewichtsverlies als klacht. Achteraf gezien hadden ze al langer klachten die door de tumor veroorzaakt konden zijn, maar door het gewichtsverlies werd de aandacht uiteindelijk op een maligniteit gericht. Ook hier telt weer de combinatie van meerdere alarmsymptomen. Gewichtsverlies gecombineerd met rectaal bloedverlies moet doen denken aan een colorectaal carcinoom (OR 4,6).[3] Buikpijn als symptoom komt veel voor en ook hiervan is de betekenis voor het colorectaal carcinoom niet bekend.[7] De heer Van de Hoeven had alleen buikpijn passend bij een subileus als klacht en verder geen andere alarmsymptomen.

Uit onderzoek blijkt dat huisartsen niet vaak expliciet naar alarmsymptomen vragen. Bij maar 26% van de patiënten met niet-acute buikproblemen vroegen ze naar gewichtsverlies en bij slechts 48% naar rectaal bloedverlies.[8]

Als risicofactor moet met name aan de familiaire belasting voor colorectale tumoren gedacht worden. Bij de hier beschreven patiënten is hier niet naar gevraagd.

Wat voegt het lichamelijk onderzoek toe?

Bij patiënten met symptomen van de distale tractus digestivus volstaat een goed onderzoek van de buik en een rectaal toucher. Bij palpatie van de buik wordt vooral gelet op een palpabele weerstand. Dit kan duiden op tumormassa of fecale impactie. Bij de heer Meisen was er in tweede instantie een duidelijke abdominale massa palpabel onder de rechter ribbenboog. Hier was de primaire tumor gelokaliseerd, maar ook de lymfekliermetastasen en levermetastasen zaten daar. Bij de eerste keer toen hij met rectaal bloedverlies kwam, heb ik de buik niet onderzocht; mogelijk was toen ook al een tumor palpabel geweest. Bij de heer Van de Hoeven was er bij het eerste onderzoek sprake van een weerstand in de linker buikhelft, die bij latere palpatie niet meer gevoeld is. Wel was de tumor in het sigmoïd gelokaliseerd, maar waarschijnlijk is hier fecale impactie gevoeld, zeker ook gezien de obstructieklachten.

Onderzoek van de buik wordt bijna altijd uitgevoerd bij klachten van het distale darmstelsel. In een Engels onderzoek in de huisartsenpraktijk was bij 90% van de patiënten die voor een coloninloopfoto verwezen werden een buikonderzoek verricht, een rectaal toucher echter maar bij 72%.[9] Bij mevrouw Molenberg deed ik bij de eerste keer dat ze rectaal bloedverlies meldde ook geen RT. Dit was twee jaar voordat ze weer met deze klacht kwam en toen was er bij RT een forse tumor palpabel. Twee jaar daarvoor was mogelijk ook al een tumor te voelen geweest en zou de diagnose eerder zijn gesteld. Uit onderzoek blijkt ook dat bij patiënten die geen RT krijgen bij het eerste bezoek aan de huisarts er meer delay optreedt.[10] Bij drie patiënten deed ik wel een RT bij het eerste bezoek, zonder dat dit afwijkingen opleverde. Bij de heer Van Delden liet ik het RT achterwege, omdat de klachten aanvankelijk niet wezen op een gastro-intestinaal probleem.

Een rectaal onderzoek levert vaak geen afwijkende bevindingen op en draagt dan niet bij tot de beslissing tot verder onderzoek. Het uitvoeren van een rectaal toucher vraagt echter niet veel inspanning en bij afwijkingen geeft dit wel informatie. Uit onderzoek blijkt dat bij drukkere spreekuren en in stadspraktijken minder rectaal onderzoek wordt gedaan; vrouwelijke huisartsen doen dit ook minder vaak dan hun mannelijke collega's.[11] Uit datzelfde onderzoek blijkt dat huisartsen sneller besluiten tot een RT als zij geleerd hebben hoe zij het goed moeten doen.

Wat voegt laboratoriumonderzoek toe?

Laboratoriumonderzoek voegt niet veel toe om verder onderzoek te doen naar een colorectaal carcinoom als de anamnese en het lichamelijk onderzoek dat al doen vermoeden. Het eerdergenoemde onderzoek van 194 patiënten met een colorectaal carcinoom liet zien dat 57% anemie had: mannen Hb < 8,7 mmol/l; vrouwen Hb < 8 mmol/l.[4] Uit een onderzoek in de huisartsenpraktijk bleek dat bij patiënten die met rectaal bloedverlies als klacht de huisarts bezochten met een BSE < 30 mm/uur, een leukocytenaantal < 10×10^9/l of bij wie de Hemoccult-test driemaal negatief was – na het door de patiënt zelf waargenomen rectaal bloedverlies! – de kans op een colorectaal carcinoom gereduceerd werd van 2,2% naar 1%.[3]

Conclusie

Het colorectale carcinoom kan zich op vele manieren presenteren. Het is vaak een combinatie van symptomen en bevindingen bij lichamelijk onderzoek die ons alert moet maken op deze pathologie. Door een goede anamnese en een gericht lichamelijk onderzoek, waarbij het RT zeker overwogen moet worden, kunnen we het risico inschatten. Hierbij zullen we niet altijd een dokters delay kunnen voorkomen, maar door ook het beloop van de klachten te volgen en patiënten op tijd terug te vragen kan erger voorkomen worden. Het blijft dus moeilijk om op basis van symptomen en bevindingen bij onderzoek tot vroege diagnostiek van het colorectaal carcinoom te komen. Er is nog maar weinig bekend over de voorspellende waarden van de verschillende symptomen en hier zou dan ook meer onderzoek naar gedaan moeten worden.[12]

Literatuur

1. Muris JWM, Starmans R, Fijten GH, Crebolder HFJM, Schouten HJA, Knottnerus JA. Non-acute abdominal complaints in general practice: diagnostic value of signs and symptoms. Br J Gen Pract 1995;45:313-6.
2. Fijten GH, Muris JWM, Starmans R, Knottnerus JA, Blijham GH, Krebber TFWA. The incidence and outcome of rectal bleeding in general practice. Fam Pract 1993;10:283-7.
3. Fijten GH, Starmans R, Muris JWM, Schouten HJA, Blijham GH, Knottnerus JA. Predictive value of signs and symptoms for colorectal cancer in patients with rectal bleeding in general practice. Fam Pract 1995;12:279-86.
4. Majumdar SR, Fletcher RH, Evans AT. How does colorectal cancer present? Symptoms, duration, and clues to location. Am J Gastroenterol 1999;94:3039-45.
5. Gool VJF van, Vries H de, Bons SCS, Bastiaans JF, Ittersum FJ van. Gewichtsverlies. Huisarts Wet 2003;46:39-42.
6. Wit N de, Witteman B. Diarree. Huisarts Wet 2002;45:478-82.
7. Horst HE van der, Muris JWM, Pop P. Chronische buikpijn. Huisarts Wet 2003;46: 627-32.
8. Berkestijn LGM van, Kastein MR, Lodder A, Melker RA de, Bartelink ML. How well are patients treated in family practice? Quality of consultations for non-acute abdominal complaints. Int J Qual Health Care 1998;10:221-33.
9. Summerton N, Paes R. The clinical assessment of patients with large bowel symptoms by general practitioners. Eur J Gen Pract 2000;6:43-7.
10. MacArthur C, Smith A. Delay in the diagnosis of colorectal cancer. J R Coll Gen Pract 1983;33:159-61.
11. Hennigan TW, Franks PJ, Hocken DB, Allen-Mersh TG. Rectal examination in general practice. BMJ 1990;301:478-80.
12. Moran JA. A plea for research on the epidemiology of symptoms – the key to earlier diagnosis of colorectal cancer. Eur J Gen Pract 2000;6:40.

Over de auteurs

M.P.A. Andriessen
 Huisarts te Ommen

R.P.H. Beijaert
 Huisarts te Maarsen, wetenschappelijk medewerker Nederlands Huisartsen Genootschap

F.M. Bekke
 Verloskundige te Nijverdal

N. de Blaeij
 Huisarts-in-opleiding, afdeling Huisartsgeneeskunde, Erasmus Medisch Centrum Rotterdam

dr. M. Blanker
 Epidemioloog en huisarts-in-opleiding, afdeling Huisartsgeneeskunde, Erasmus Medisch Centrum Rotterdam

L.J. Boomsma
 Huisarts te Nijverdal, wetenschappelijk medewerker Nederlands Huisartsen Genootschap

prof. dr. W.J.H.M. van den Bosch*
 Huisarts te Lent, afdeling Huisartsgeneeskunde, Universitair Medisch Centrum St Radboud Nijmegen

dr. N. Chavannes*
 Huisarts te Rotterdam, huisarts-onderzoeker, capaciteitsgroep Huisartsgeneeskunde, Universiteit Maastricht

dr. R.A.M.J. Damoiseaux
 Huisarts te Hattem

E.H.J. van Dijk
Huisarts te Oisterwijk

dr. J.A.H. Eekhof
Huisarts-epidemioloog, afdeling Public health en Eerstelijnsgeneeskunde Leids Universitair Medisch Centrum

dr. G.A. van Essen
Huisarts, Vakgroep Huisartsgeneeskunde, Universitair Medisch Centrum Utrecht

dr. H.W. van Essen
Onderwijshistoricus en emeritus hoogleraar Genderstudies in opvoeding en onderwijs, Rijksuniversiteit Groningen

M.A. Folkeringa-de Wijs
Huisarts te Maastricht

Y.W.M. Gresnigt
Huisarts te Utrecht

dr. E. de Haan
Psycholoog-psychotherapeut, polikliniek Kinder- en Jeugdpsychiatrie, Academisch Medisch Centrum, Amsterdam

K. Jonker
Huisarts, afdeling Public health en Eerstelijnsgeneeskunde Leids Universitair Medisch Centrum

P.E. Kalsbeek
Huisarts, afdeling Public health en Eerstelijnsgeneeskunde Leids Universitair Medisch Centrum

W.R. van Kempen
Huisarts, Gezondheidscentrum Schalkwijk, Haarlem

dr. A. Knuistingh Neven
Huisarts-epidemioloog, afdeling Public Health en Eerstelijnsgeneeskunde, Leids Universitair Medisch Centrum

prof. dr. A.L.M. Lagro-Janssen
Huisarts, afdeling Huisartsgeneeskunde, Vrouwenstudies Medische Wetenschappen, Universitair Medisch Centrum St Radboud Nijmegen

E. Ligthart
Huisarts te Nijverdal

dr. P.L.B.J. Lucassen
  Huisarts te Bakel, afdeling Huisartsgeneeskunde Universitair Medisch Centrum St Radboud, Nijmegen

S.S.H. Moonen
  Huisarts, afdeling Huisartsgeneeskunde, Vrouwenstudies Medische Wetenschappen, Universitair Medisch Centrum St Radboud Nijmegen

dr. T.C. olde Hartman
  Huisarts te Oosterhout, afdeling Voortgezette opleiding tot huisarts (VOHA), Universitair Medisch Centrum St Radboud Nijmegen

dr. W. Opstelten
  Huisarts, Julius Centrum voor Gezondheidswetenschappen en Eerstelijns Geneeskunde, Universitair Medisch Centrum Utrecht

A. Rensing
  Aios, afdeling Public Health en Eerstelijnsgeneeskunde, Leids Universitair Medisch Centrum

J. de Ridder
  Huisarts te Amsterdam

dr. Tj. Schermer*
  Epidemioloog-onderzoeker, afdeling Huisartsgeneeskunde, Universitair Medisch Centrum St Radboud Nijmegen

dr. H. Schers
  Huisarts te Lent, afdeling Huisartsgeneeskunde, Universitair Medisch Centrum St Radboud Nijmegen

A. van Slobbe MPH
  Huisarts te Emmeloord

dr. D.A. Smit
  Gynaecoloog, Twenteborg Ziekenhuis, Almelo

I.H. Souwer
  Huisarts te Middelie

J.L.J. Stam
  Huisarts te Amsterdam

M.M. van Steenoven-Dost
  Huisarts te Nijmegen

dr. B. Terluin
  Huisarts, Stichting Eerstelijnsvoorzieningen Almere, Gezondheidscentrum De Spil Almere

J.W.A. Valeton
  Huisarts te Nijverdal

A.T.M. de Vries
  Huisarts, Groepspraktijk het Roosendael, Roermond

F.H. Weisz†
  Voorheen huisarts te Amsterdam

mw. A.T. van Westreenen-Luinenburg
  Huisarts te Assendorp

dr. M.J.W. Zaal
  Oogarts, afdeling Oogheelkunde, VU Medisch Centrum, Amsterdam

* Daar waar mogelijk belangenverstrengeling zou kunnen bestaan, is dit bij de betreffende klinische les aangegeven.

Register

aandacht krijgen 69
aciclovir 96
ACR-criteria 116
ACTH 36
activering, door lichamelijke inspanning 121
adenocarcinoom 170
alarmsymptomen 171
algoritme, van McCain 118
amnesie 3
– , retrograde 3
aneurysma, diagnostiek van geruptureerd 113
aneurysma aortae 112
artrose 18
atheroomcyste 139, 140
baselinesaturatie 162
BCG-vaccin 88
behandelingsalternatief, reëel 49
behandelingsperspectief, reëel 49, 52
beharingspatroon 34
bijnierschors 33
blaasjes en erytheem 95
blefaroconjunctivitis 141
bloeddruk 156
bloedingsneiging, verhoogde 150
bloedverlies, rectaal 170
bovenbuikklacht 155, 156
buik, onderzoek van de 171
chalazion 141
cholecalciferol 102
chronische pijn 14, 19
chronischevermoeidheidssyndroom 118
cisapride 80

coeliakie 101
coloncarcinoom 140
– , gemetastaseerd 168, 169
colorectaal carcinoom, laboratoriumonderzoek 172
communicatie, huisarts-specialist 113
constitutioneel eczeem 8
consultatie of supervisie 46
controlefrequentie 60
COPD, exacerbatie van 163
corticosteroïden 9
cortisolspiegel 36
CRH 36
Cushing, syndroom van 33
darmkoliek 169
Dermatobia hominis, levenscyclus 107
dexamethason 38
dexamethasonsuppressietest 37
directly observed treatment 90
dissociatieve identiteitsstoornis 65
drukpuntonderzoek 119
Dukes-C-carcinoom 169
dyspneu 160
eigen wilsverklaring 45
encefalopathie, hepatische 148
endogene reactivering 87
epididymitis, acute 113
euthanasie
– , goede communicatie 51
– , rol van huisarts 51
– , valkuilen 44
excessief huilen
– , primair 78
– , secundair 78

fibromyalgie 115
—, pathofysiologie 117
furunkel 107
gastro-intestinale motiliteit 77
gedrag, dwingend 51
gedragstherapie, cognitieve 120
gehoorshallucinatie 68
gewichtsverlies 171
gifzuiger 108
gordelroos 95
hallucinatie 68
—, verbale 69
HELLP-syndroom 154, 155
—, profylaxe 156
Hemoccult-test 172
hemolyse 157
hereditair non-polyposis coloncarcinoom 142
herpes zoster 95
herpes zoster ophthalmicus 95
herstructurering, cognitieve 70
hormoonverandering 129
huidafwijking 95
huidinfectie, parasitaire 106
huidtumor 141
huilbaby 73
—, voorwaarden voor syndroom 75
huilen, excessief 74
Hutchinson, teken van 93, 97
hyperparathyreoïdie 102
hypersensitiviteit 22
hyperventilatie 154
hypoxie 163
icterus 150
immunosuppressiva 87
infectie, primaire 27
inhalatieallergenen 9
keratitis 96
keratoacanthoom 141
kubuspessarium 55, 58, 59
lage rugpijn 13
leptospiren, serotypen 149
leptospirose 148
leptospirosis 149
levensbeëindiging, hulp bij 50
leverfunctie 157
libido 130

libidoverlies 126, 127, 129
lichaamsgewicht 35
lichamelijke conditie 58
longembolie 163
longfibrose 161
—, idiopathische 161
longtuberculose 88
—, open 87
löwensteinkweek 89
luesserologie 29
M. Crohn 101
mantouxtest 88
menstruatie 34
migrantenvrouwen 101
moeheid 99
monotherapie 97
Muir-Torre-syndroom 140, 141
myiasis, cutane 105
neurosyfilis 29
nierinsufficiëntie 150
ontlastingspatroon, veranderd 171
oogafwijking 96
osteomalacie 101, 102
osteoporose 103
overdiagnostiek 14
PCR-resistentiebepaling 89
pernio 133
—, acute 137
—, chronische 136
pil, lichamelijke bijwerkingen 126
pilgebruik 126
—, premenstrueel syndroom 128
—, psychische bijwerkingen 127
prednison, stootkuur 160
pre-eclampsie 156
—, herhalingsrisico 156
prolaps 55, 57
psychose 65
Raynaud, fenomeen van 137
regel van 3 74, 75
ringpessarium 58
salicylaatgel 21
saturatiemeter 160
seksuele anamnese 131
serumcalcidiol 102
spiercontractie 154
spirocheten 30

stemmen in het hoofd 64
steroïdfobie 9
stervensfase 49
stigmatisering 30
stress 34
striae 34
syfilis 28
sympathie, weinig 50
syphilisatie 28
taalfunctie 3
talgkliercarcinoom 139, 141
tekenbeet 148
TIA, hemodynamische 4
topische NSAID 18
   –, bijwerkingen 20
   –, effect van 20
toucher, rectaal 172
transient global amnesia 3
   –, diagnose 5
transsfenoïdale hypofysectomie 38
transsfenoïdale hypofyse-exploratie 38
trombocytopenie 157
tuberculose 83
   –, extrapulmonale vorm 89
   –, prevalentie 88
   –, van het centrale zenuwstelsel 89
tuberculostatica 89
   –, bijwerkingen 90
tuberkelbacil 87
   –, multiresistente 90
tumor, colorectale 171

ulceratie 137
urineonderzoek 156
vaginale ulceraties 55
vaginaslijmvlies 60
varicellazostervirus 93, 95
vasculitis 137
vergeetachtigheid 1
verloskundige 157
verzakkingsklacht 57
vitamine D 100, 137
   –, deficiëntie 101
   –, intoxicatie 102
   –, tekort, preventie van 103
vitamine D3 135
voeding
   –, hypo-allergene 77, 78
   –, indikken van de 78
voedselallergenen 8
VT-spiegel 129
waterpokken 95
Wegener, ziekte van 162
wegwerpcamera 15
Weil, ziekte van 145
werkhypothese 64
werveltuberculose 89
Winter Kibes 136
Ziehl-Neelsen-kleuring 89
zuurstofapparaat, draagbaar 161
zuurstofsaturatie 160
zwangerschapshypertensie 154, 156

GPSR Compliance
The European Union's (EU) General Product Safety Regulation (GPSR) is a set
of rules that requires consumer products to be safe and our obligations to
ensure this.

If you have any concerns about our products, you can contact us on

ProductSafety@springernature.com

In case Publisher is established outside the EU, the EU authorized
representative is:

Springer Nature Customer Service Center GmbH
Europaplatz 3
69115 Heidelberg, Germany